実践
病院原価計算
第2版

編著
渡辺明良
聖路加国際大学　常任理事・法人事務局長

著
清水吉則
済生会川口総合病院　財務・法務課　課長

宮部剛実
済生会吹田病院　事務長

高元信二郎
済生会千里病院　事務部次長

医学書院

実践 病院原価計算

発　行	2000年10月15日　第1版第1刷
	2010年 7 月 1 日　第1版第6刷
	2014年 6 月15日　第2版第1刷Ⓒ

編　著　渡辺明良
　　　　わたなべあきよし

発行者　株式会社　医学書院
　　　　代表取締役　金原　優
　　　　〒113-8719　東京都文京区本郷 1-28-23
　　　　電話　03-3817-5600(社内案内)

印刷・製本　真興社

本書の複製権・翻訳権・上映権・譲渡権・公衆送信権(送信可能化権を含む)
は(株)医学書院が保有します.

ISBN978-4-260-01936-1

本書を無断で複製する行為(複写,スキャン,デジタルデータ化など)は,「私的使用のための複製」など著作権法上の限られた例外を除き禁じられています.大学,病院,診療所,企業などにおいて,業務上使用する目的(診療,研究活動を含む)で上記の行為を行うことは,その使用範囲が内部的であっても,私的使用には該当せず,違法です.また私的使用に該当する場合であっても,代行業者等の第三者に依頼して上記の行為を行うことは違法となります.

|JCOPY| 〈㈳出版者著作権管理機構 委託出版物〉
本書の無断複写は著作権法上での例外を除き禁じられています.
複写される場合は,そのつど事前に,㈳出版者著作権管理機構
(電話 03-3513-6969, FAX 03-3513-6979, info@jcopy.or.jp)の
許諾を得てください.

第2版 はじめに

　本書の初版が発行されてからすでに10年以上がたった。この間，Diagnosis Procedure Combination/Per-Diem Payment System（DPC/PDPS）の導入をはじめ，電子カルテに代表されるICTの発達など，病院を取り巻く環境の変化は，病院経営にも大きな影響を及ぼしてきた。これに伴い，病院原価計算もその手法に関する研究や実践が大きく進展した。

　しかし，病院原価計算を活用するという点においては，2014年の現在においても発展途上であると考えられる。これは，病院原価計算は経営管理のツールであり，その作成のみを目的としてはならないことを示している。

　この点を考え，本書では病院原価計算の目的をより明確にすべく，病院が置かれている現状を把握し，そこから経営課題を抽出し，経営戦略を構築して実行する，という一連の経営管理の流れを整理した。そして，この経営管理の中で，経営意思決定や業績評価などの目的をもって原価計算を行うことの重要性を提示した。これらの改訂により，病院原価計算が単に「原価」を「計算」するものではなく，経営管理の重要なツールであるという位置付けを明確に示し，手法論から実践論への展開が求められている病院原価計算の現状と課題を中心的テーマとして，整理を行った。

　一方，病院原価計算の手法が多様化している現状を踏まえ，その実践事例から，今後の病院原価計算の展開についていくつかの方向性を示した。

　これらの検討は，図に示す病院経営モデルの整理にもつながった。それは，病院経営における，医療サービスを通した社会的責任と利益というアウトプットに対して，適正な経営資源のインプットを計測するというアプローチと，目標利益を上げるために許容される経営資源の投入を見積もるという，事業計画や予算策定のアプローチというように，病院原価計算の目的の

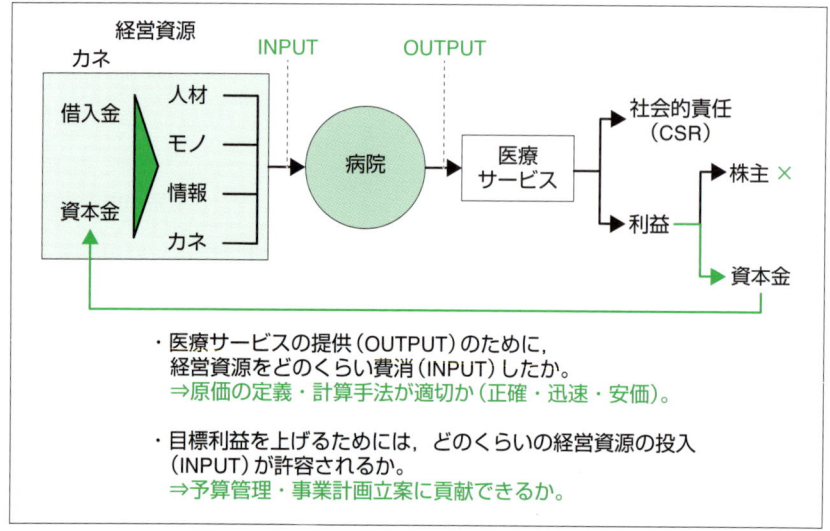

図　経営プロセスのモデルと原価計算の目的

明確化が必要であることがここでも示された。

　今回の改訂版の発行にあたり，多くの方々にご協力をいただいたことに感謝申し上げる。特に，医学書院の大橋氏には，初版発行の際にお世話になって以来，改訂版発行まで忍耐強く長い期間を待っていただいた。聖路加国際大学法人企画室の梅井君には，病院原価計算の実務やシステム導入の担当を通じて，病院原価計算の実践をまとめていただいた。物品管理センターの羽場君，施設課の糸賀さん，研究事務室の中澤君には，財務会計システムの洗練化を通じて，セグメント会計の導入と病院原価計算の精度向上に尽力いただいた。済生会本部事務局の伊藤・森田の両氏には，後述する済生会医学・福祉共同研究における済生会原価計算カンファランス（CAC）を通じて，病院原価計算の実践手法の開発への参画という，大変刺激的な機会を与えていただいた。また，済生会吹田病院事務長の宮部氏，済生会千里病院事務部次長の高元氏，済生会川口総合病院財務・法務課課長の清水氏の3氏からはその貴重な実践報告をいただいた。

最後に，本書が多くの病院において，病院原価計算を実践するための一助となれば幸いである。

2014 年 5 月

聖路加国際大学
渡辺明良

初版 はじめに

　近年の病院経営は，高齢少子化や情報化といった社会環境変化の影響を受け，病院数がピークの約1万から9,300弱へ減少していることからみても，淘汰の時代に入っていると思われる。この変化に対応し，生き残り，成功するためには，経営分析などに基づく経営戦略・人材戦略などが不可欠であり，病院の経営管理上特に定量的なデータに基づく経営意思決定が求められている。

　病院の部門別原価計算は，このような背景のもと，経営管理の一手法としてその重要性が高まっており，大規模病院を中心にその事例が報告されている。

　しかし，病院の部門別原価計算の手法や理論を体系的に示した実務書はこれまでほとんど存在していなかったため，各病院は独自に作業を行ってきたのが現状である。また，原価計算によって得られる経営情報の経営管理への活用方法やその限界などについても，各病院が独自に評価してきたのである。実際，これまでに筆者は，多くの病院関係者からその手法などに関する質問をいただいてきた。

　一方米国では，原価計算は管理責任者や理事などによる政策の策定や，院内各科の活動内容を把握することが可能であり，有用であるとして，すでに1940年代にM.T. MacEACHERN（1947）が病院界における原価計算の重要性を指摘している。したがってこの点から考えても，日本における病院原価計算の理論と実務の遅れが示唆されるのである。

　そこで，本書は病院の部門別原価計算の実務書として，部門別原価計算を実行するための手順や原価計算を取り巻く諸問題を扱い，特に，聖路加国際病院で行われている部門別原価計算の実際の手法を基礎として，汎用的な利

用が可能となるようにまとめたものである．また，できる限り原価計算の理論上からも正しい手法となるように心がけたつもりであるが，実務者としての視点が中心となっているため，細かい理論の部分についてはしかるべき学術書を参照願いたい．

また，本書は次のように構成されている．第1章では病院経営環境の変化と原価計算の必要性について言及し，特に財務分析の限界や管理会計としての原価計算の位置付けなどを整理した．第2章では原価計算の目的や種類，原価の構成など，原価計算の基礎的概念をまとめた．第3章では具体的な原価計算の実務について解説した．特に，大規模な病院だけでなく，中規模病院の部門別原価計算も視野に入れ，ケーススタディなどを利用した演習を行えるようにした．第4章では部門別原価計算によって得られる情報の活用方法について考えた．また第5章から第7章までは，部門別原価計算を踏まえ，科別原価計算や行為別原価計算，疾病別原価計算に関してその基本的なフレームワークを整理した．第8章では部門別原価計算の今日的な課題を整理し，第9章で全体的なまとめを行っている．

本書の対象とする読者としては，病院の院長・事務長をはじめ，原価計算の担当者，医療福祉関係の大学などで病院の原価計算を学ぶ学生などを想定している．

また，本書の発行に際しては聖路加国際病院内外の多くのご協力をいただいたことに感謝申し上げる．特に，国際医療福祉大学の高橋教授と医学書院の大橋氏には，本書発行の機会を与えていただいた．また，聖路加国際病院の原価計算プロジェクトチームには非常に高い要求度で実務的な作業をお願いしたにもかかわらず，確実に作業を完成してくれた．情報システム課の中島君には，システム開発のみならずプロジェクトのリーダーとして月別原価計算システム構築の多くの実務を担っていただいた．経理課の青木君は経理データを部門別に展開できるように取組み，企画室の吉田さんは6年間のタイムスタディデータを分析して部門別給与費のパラメーター開発を完成させた．物品管理センターの大坪君は物品管理データを部門別原価計算用に自動抽出できるように業務とシステムを整備してくれた．薬剤部の刈込君には，

薬剤師の立場から薬剤データを詳細に分析していただき，企画室の市川君には医事マスタのチェックをお願いした。このようにプロジェクトの各メンバーがそれぞれの実務における専門性を発揮できたことが，原価計算システムの完成につながったものと確信している。さらに，一橋大学大学院の荒井さんには多くの理論的な助言をいただいた。

最後に，本書を通じて，病院の部門別原価計算が多くの病院にとって，経営管理の有効な手法として利用されることを期待したい。

2000年10月

聖路加国際病院

中村彰吾

渡辺明良

目次

第2版 はじめに ─────────────────────── iii
初版 はじめに ─────────────────────── vii

第1部　病院原価計算の基本的理解

第1章　病院原価計算が求められる背景　　　　　　　　　　2

1. 環境分析の概要 ───────────────────── 2
2. マクロ環境分析の事例 ──────────────── 6
    1) 高齢・少子社会 ───────────────── 6
    2) 成熟化社会 ─────────────────── 8
    3) 国際化社会 ─────────────────── 9
    4) 情報化社会 ─────────────────── 9
3. ミクロ環境分析の事例 ─────────────── 11
    1) 顧客ニーズ分析 ──────────────── 11
    2) 内部環境分析 ───────────────── 14
4. 医業費用の対収益比率分析 ───────────── 16
    1) 給与費率 ─────────────────── 16
    2) 材料費率 ─────────────────── 22
    3) 委託費率 ─────────────────── 25
    4) 設備関係費率 ───────────────── 26
    5) 経費率 ──────────────────── 28
    6) 研究・研修費率 ──────────────── 29
5. 財務分析の限界 ───────────────── 30
6. 環境要因を整理して現状を把握する（SWOT分析・クロス分析）── 31
7. 第1章まとめ ───────────────── 32

第2章　原価計算の基礎的概念　　35

1. 管理会計としての原価計算の位置付け―― 35
1) 経営者としての院長が果たす2大職責と原価計算 ………………… 35
2) 会計の2大分野とその役割 ………………………………………… 36
3) 財務会計と管理会計の相違 ………………………………………… 38
4) 求められる経営情報とは? ………………………………………… 39

2. 収益と原価と利益の関係について考える―― 40
1) 収益と費用の区分 …………………………………………………… 40
2) コストの定義 ………………………………………………………… 44

3. 原価の構成と分類―― 46
1) 原価の要素と分類 …………………………………………………… 46
2) 原価の構成 …………………………………………………………… 47
3) 変動費・固定費 ……………………………………………………… 49

4. 原価計算の目的―― 51
1) 原価計算の目的の明確化 …………………………………………… 51
　①病院会計の原価計算の目的　　51
　②原価計算の目的に応じた原価の範囲　　54
2) 経営意思決定のための原価計算 …………………………………… 56
3) 採算性把握のための原価計算 ……………………………………… 57

5. 原価計算の種類―― 61
1) 部門別原価計算 ……………………………………………………… 61
2) 科別原価計算 ………………………………………………………… 62
3) 行為別原価計算 ……………………………………………………… 62
4) 疾患別原価計算・患者別原価計算 ………………………………… 62

第2部　病院原価計算の実務

第3章　部門別原価計算の実務　　68

1. 原価計算の基本的しくみ―― 68
2. 部門別原価計算の手続き―― 72

1) 部門別原価計算実施のための準備作業……………………………72
　　　①経営トップの意思決定　72
　　　②原価計算実施体制の構築　72
　　　③部門の設定・調査票の設計　73
　　2) 部門別収益の把握……………………………………………………76
　　3) 原価の算出……………………………………………………………79
　　　①給与費の算出　79
　　　②材料費の算出　85
　　　③委託費の算出　88
　　　④設備関係費の算出　89
　　　⑤経費の算出　90
　　　⑥研究・研修費の算出　93
　　4) 部門原価の配賦………………………………………………………94
　　　①補助部門原価の配賦　96
　　　②中央診療部門原価の配賦　98
　3. 部門別原価計算の課題─────────────────────100

第4章　診療科別原価計算，患者別原価計算への展開　103

　1. 診療科別原価計算の手法─────────────────────103
　　1) 診療科別収益表の作成………………………………………………103
　　2) 診療科別原価の算出…………………………………………………104
　　　①給与費の算出　104
　　　②材料費の算出　106
　　　③経費の算出　107
　　　④部門配賦と総括表のポイント　108
　2. 患者別原価計算の手法──────────────────────109

第5章　病院原価計算の多様化　113

　1. セグメント会計─────────────────────────113
　2. シェアリング概念を用いた原価計算──────────────116

3. 原価データを利用した診療科別生産性指標 ─────────121
　1) 原価データを利用した診療科別生産性指標「済生会 SMART」
　　 ………………………………………………………（清水吉則）122
　2) 従来式診療科別原価計算と済生会 SMART との比較から考える
　　 ………………………………………………………（宮部剛実）131
　　 ①従来式原価計算と済生会 SMART の配賦の相違点　134
　　 ②既存ソフトと済生会 SMART を比べる〜吹田病院の事例〜　137
　3) 済生会 SMART を用いた経営改善 …………………（高元信二郎）143

第6章　病院原価計算の活用事例　　　149

1. 事業計画策定と予算策定 ─────────────────149
2. 経営戦略実行の成果尺度 ─────────────────153

索引 ──────────────────────────────157

第1部

病院原価計算の基本的理解

【概要】 病院原価計算が求められる背景の1つとして，社会環境変化に対応する経営管理の必要性があげられる。

特に，「高齢・少子社会」「成熟化社会」「情報化社会」そして「国際化社会」といった社会環境の変化は，より複雑・高度化しており，これにいち早く対応し，あるいはその先回りができない病院は，淘汰の憂き目をみることになる。このため，このような社会と経済の潮流のなかで，自院の理念を踏まえ，ビジョンを再確認して，経営戦略を練り実行することが，病院経営に求められている。

このような背景から，病院原価計算は，経営管理を行うツールの1つとして，その必要性が高まっているのである。

そこで第1部では，これらの環境変化を整理したうえで，病院原価計算を行うために必要な基本的項目について解説する。

第1章
病院原価計算が求められる背景

【概要】 病院経営を効率的・効果的に持続するためには，まず，病院が置かれている現状を把握する必要がある。次に，その現状を踏まえて実施すべき重点的な経営課題として戦略を策定し，実行しなければならない。そして，実行した結果を評価して次の戦略を検討することが求められる。

このなかで，現状把握段階においては，病院経営環境を外部環境と内部環境に整理し，これらの環境要因を分析する。これにより，病院が置かれている現状を把握し，経営課題を抽出し整理することが可能となるのである。

そこで本章では，病院原価計算が求められる背景としての環境要因を整理するとともに，環境分析を行う代表的なツールであるSWOT分析やクロス分析の手法についても言及する。

キーワード

外部環境，内部環境，PREST，3Ｃ分析，Feasibility Study（FS），SWOT分析，クロス分析

1. 環境分析の概要

病院経営を取り巻く環境は，病院の外部環境と病院内部の環境に大きく二分して整理することができる。特に外部環境については，マクロ的環境要素とミクロ的環境要素に分解して考えることができる（**図1-1**）。

この環境分析を進めるためには，グループワークなどにより，「最近気になる社会状況」や「最近気になる商品やサービス」などのテーマを設定してブレーンストーミングを行うといった方法が実務的である。後述するSWOT分析においても，外部環境から「機会」や「脅威」を抽出する作業

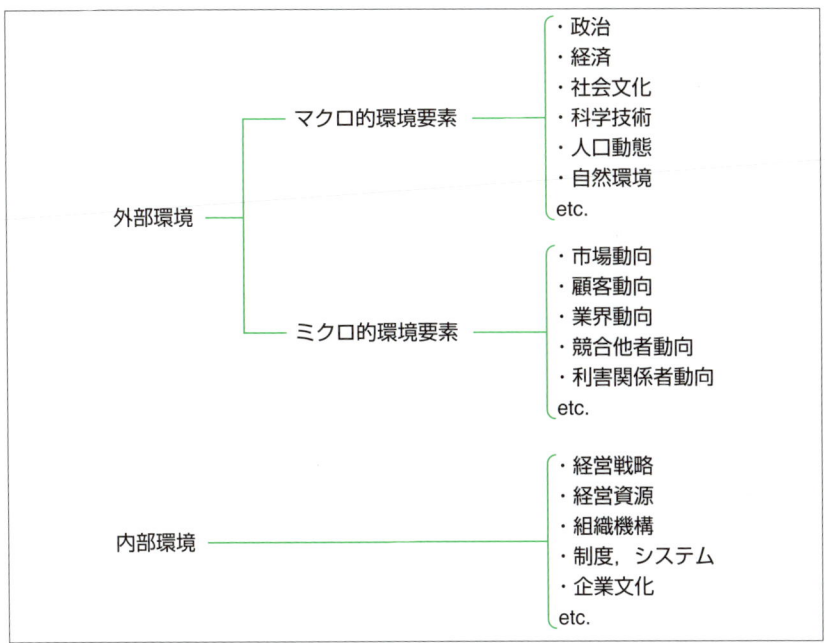

図1-1 環境分析の構成

を行うが、このSWOT分析を行う前に、環境分析をしっかりと行っておくことで、「機会」や「脅威」の各要素を効率的に検討することにつながる。

外部環境分析において、マクロ環境分析を行う際には、漫然と検討するのではなく、マクロ環境要素を「PREST」に分類したうえで検討することで、現状把握が深まる。「PREST」とは、政治環境（Political）・規制環境（Regulation）・経済環境（Economical）・社会環境（Social）・科学技術環境（Technological）の頭文字をとったもので、これらの環境要素を通じて、現状を把握するものである（**図1-2**）。

例えば、社会環境（S）であれば、高齢・少子化や社会の成熟化、国際化などの状況がある。また科学技術環境（T）であれば、情報化の進展などの状況が考えられる。

このようなマクロ環境の状況を踏まえ、これらが病院経営にどのような影

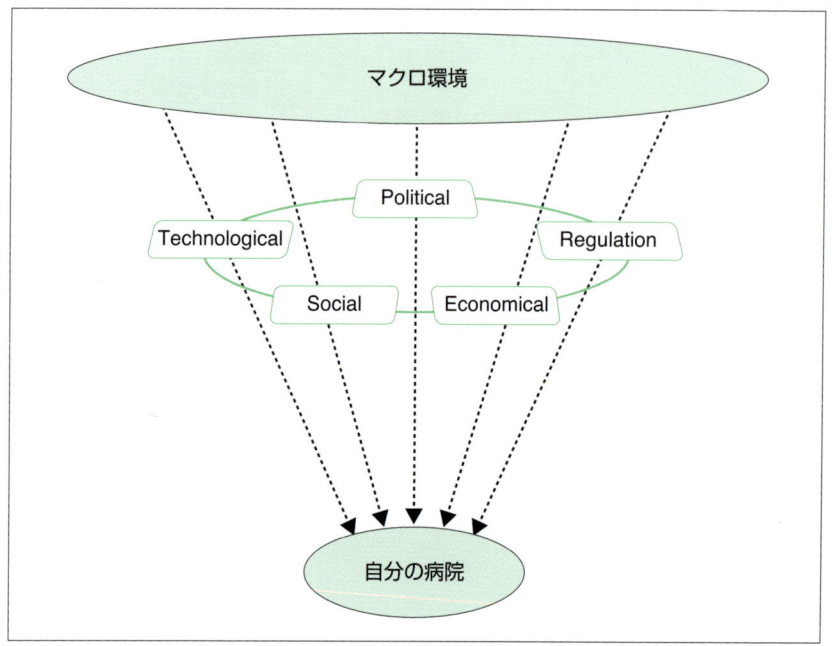

図 1-2 「PREST」によるマクロ環境要素の整理

響を及ぼしているのか，ということを検討し，経営課題を見出すのである。

一方，ミクロ環境分析は，自分の病院に対して直接影響を及ぼす環境を分析することになる。これは，患者や取引業者，競合病院などの状況から把握することができる。いわゆる病院の利害関係者（ステークホルダー）に目を向け，これらが病院経営にどのような影響を与えているのかについて，その現状を把握することで，経営課題が見出されることになるのである。

例えば，患者のニーズを把握するためには，ご意見箱やクレームなどからその内容を分析することができる。また競合病院の状況を把握するためには，監督官庁の報告書やその病院の広報誌・パンフレット・求人広告などから情報を得たり，院内職員からの情報や，仕入業者・学会や団体・新聞記事・雑誌記事・金融機関などから情報を得るなどの方法が考えられる。場合によってはコンサルティング会社を活用して，市場調査やインタビューなど

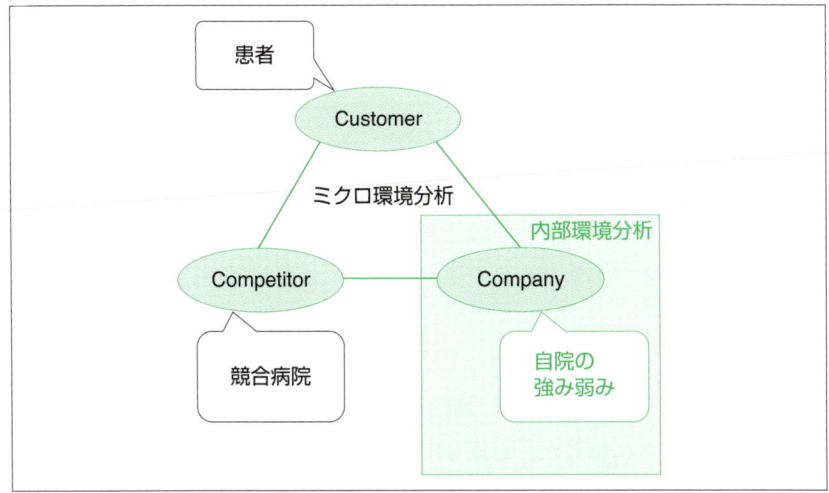

図 1-3　3Ｃ分析におけるミクロ環境と内部環境

を通じて，競合病院の患者から直接情報を得ることも考えられる。これらはどこまで時間と労力とお金をかけるか，ということも考えなければならないが，競合病院の状況を知ることは，自分の病院の現状を映すことにもつながるため，必要な分析の1つとなる。

　これらの外部環境分析とともに，内部環境分析も現状把握のために重要な分析である。内部環境分析は，自分の病院の内部環境を分析することで，「強み」や「弱み」を把握するものであり，これらはSWOT分析にも展開される。外部環境に比べ，内部環境は日常から把握されている場合が多いが，明確に病院全体で共有されず，暗黙的理解となっていることが散見される。このため，内部環境分析は，病院の現状把握と経営課題を共有するという点において重要な分析と位置付けられる。

　このミクロ環境分析や内部環境分析を行う手法の1つとして，「3Ｃ分析」がある。これは，顧客（Customer）・競合（Competitor）・自組織（Company）の頭文字から命名されたもので，内部環境もミクロ環境の一部としてとらえ，ミクロ環境を3つの側面で分類・整理して分析するものである（**図 1-3**）。

そこで，以下にマクロ環境分析やミクロ環境分析の具体的な事例をあげる。

2. マクロ環境分析の事例

マクロ環境分析の事例として，社会環境における高齢・少子社会や成熟化，国際化といった状況，科学技術環境における情報化の事例から，分析の視点を考えることで，病院原価計算が求められる背景について考察する。

1）高齢・少子社会

日本の総人口は，2005年10月時点で1億2776万人となり，戦後初めて対前年比マイナスに転じた。以来2012年には1億2752万人とその減少はさらに進行している。

一方，65歳以上の高齢者人口は，2012年には3079万人となり，総人口に占める割合（高齢化率）も24.1％となった。

いわゆる高齢化社会と定義される高齢化率7％を超えたのが1970年，高齢社会と定義される14％を超えたのが1994年であることから，日本はこの24年間で世界に例をみない高齢化が進展したわけであるが，その後の16年でさらに8％も増加し，21％を超えた超高齢社会になったことから，高齢化のスピードがいっそう加速していることがわかる。

内閣府による高齢社会白書によると，今後も，高齢者人口の増加と総人口の減少により高齢化率は上昇を続け，2055年には39.4％と想定され，国民の約2.5人に1人が65歳以上の高齢者という極めて高齢化の進んだ社会の到来が見込まれている（**図1-4**）。

一方，少子化も進んでおり，合計特殊出生率＊は，1956年の2.22以降，しばらくは人口を維持するために必要な水準（2.1程度）で推移してきたが，1975年に1.91と2.00を下回ると，その後も低下傾向は続き，2005年には過去最低水準の1.26となったが（**図1-5**），2012年は1.41と0.15ポイント

＊その年次の15歳から49歳までの女子の年齢別出生率を合計したもので，1人の女子が仮にその年次の年齢別出生率で一生の間に生むとしたときの子ども数に相当する。

2. マクロ環境分析の事例　　7

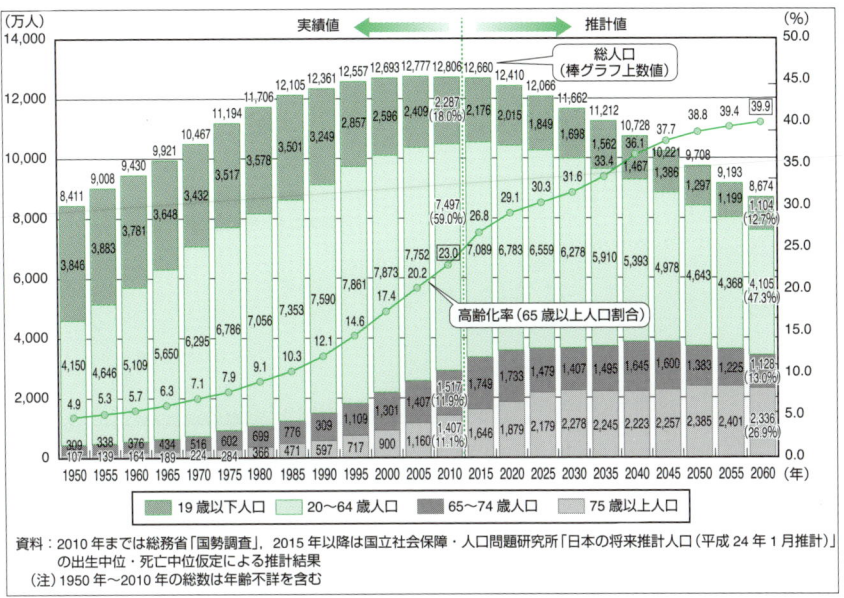

図 1-4　高齢化の推移と将来推計
(平成 24 年版　高齢社会白書，内閣府，2012[1]より）

上昇した。

　さらに，国民医療費は 2011 年度で 38 兆 5850 億円にまで増加しており，国民医療費の国民所得に対する割合は 11.13％にまで増加している。

　このような高齢・少子化という環境変化は，生産年齢人口の減少という影響をもたらすことが想定される。これについては，労働基準法における定年年齢の延長や，次世代育成支援対策推進法による少子化対策への取り組み強化などの政策誘導がみられる。このため，女性労働力や高齢労働者，外国人労働力をいかに確保するか，といった検討が必要となり，病院では人事・賃金制度の見直しなどの必要性が生じる。例えば，事業計画に対応した人的資源を採用するためには，単純に欠員補充のための採用を行うのではなく，採用コンセプトを明確にしたうえで採用戦略を構築し，実施する必要がある。また，病院経営の状況によっては，年金制度・退職金制度の見直しも行わなければならない可能性も出てくる。これらは環境変化を見極めたうえで，ど

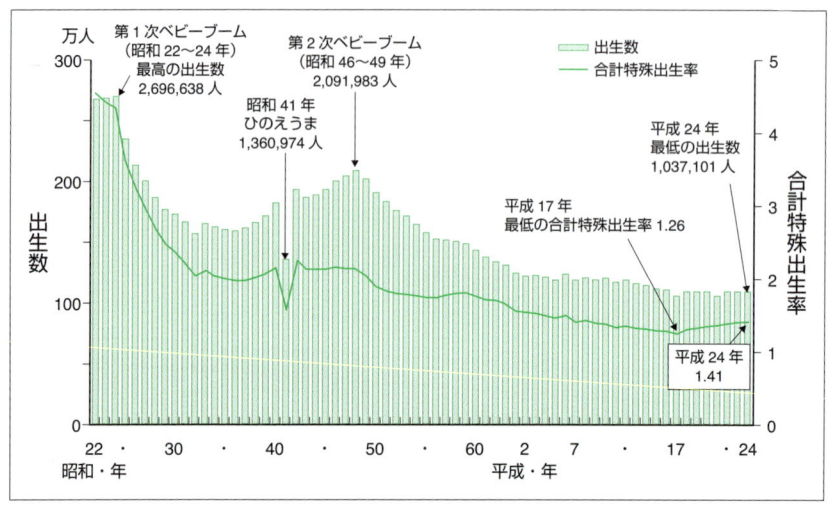

図 1-5　少子化の推移
(厚生労働省　平成 24 年人口動態統計月報年計(概数)の概況[2]より
http://www.mhlw.go.jp/toukei/saikin/hw/jinkou/geppo/nengai12/dl/kekka.pdf)

のような能力をもった人材が何人必要なのか，といった戦略が必要となる。このような人事制度や採用計画などの見直しにより，病院全体の人件費にも大きな影響が及ぶことも考えられる。

　また，国民医療費の上昇は，急性期病院への DPC/PDPS (Diagnosis Procedure Combination/Per-Diem Payment System) 導入や看護配置基準の見直し，レセプト査定の強化，患者の医療費個人負担の増加，医療連携の強化などの現象となっている。

　このような環境変化のなかで，病院は低コストで高い品質の医療サービス提供を患者から要求されていることから，コスト管理をはじめとした病院経営の効率化が不可欠となっている。このため，病院原価計算は，効率化を図り，経営管理を行うツールの1つとして活用されることになるのである。

2) 成熟化社会

　成熟化社会の現象として，国民の医療に対するニーズは，最新の医療を受

けたい，設備の整っている病院にかかりたい，きちんと説明をしてほしいなどのように，多様化・個別化・複雑化している。

これらは，安心・安全・良質といった医療本来のサービスを基礎として，接遇に代表される人的サービスや，個室やセキュリティ強化といった設備サービスの充実に影響を与えることになる。また，コーヒーショップ，コンビニエンスストア，宅配便サービスの導入などの現象となって現れている。

このように，多様化・個別化する患者ニーズへ対応するためには，社会一般で提供されている新サービスや企業戦略にも目を向け，それらをどのように病院にも適用させるか，といった発想の転換が求められることになる。そして，これらを進めるためには，事業計画や採算シミュレーションが必要であることから，この点からも，原価計算が不可欠なマネジメントツールとなるのである。

3) 国際化社会

国際化社会の動きの1つとして，海外からの看護師・介護士の受け入れやメディカルツーリズムなど，好むと好まざるとにかかわらず，直接的・間接的に国際化社会の影響は病院経営にも及んでいる。

このため病院は，院内表示を何カ国語にすべきか，通訳サービスはどの程度必要か，メディカルツーリズムに対応する組織をどのように考えるかなど，国際化対応の必要に迫られることになる。これらは場あたり的に実施するのではなく，事業計画に基づき，経営戦略の一環として検討すべき課題であることから，この事業計画に対応する採算計画を立案し，事業評価を行うツールとして，病院原価計算が求められることになる。

4) 情報化社会

情報化の進展により，電子カルテに代表されるように，加速度的に病院における情報化も進展している。ただし，病院情報システムは多額のコストを要することもあり，導入範囲と導入効果を見極めながら計画的に投資する必要がある。

その場合，現状の業務をそのまま電子化するのではなく，メディアの視点を見直す必要がある。

例えば，従来の紙の伝票による情報伝達は，効率的に情報伝達を行うための手段として，紙を媒体（メディア）として利用したわけである。しかし，この伝票そのものが目的化してしまうと，伝票の記載漏れのために伝票が病院内をたらいまわしとなり，結果として情報伝達が遅れる，という事態を引き起こすことになる。したがって，従来の業務プロセスをそのまま電子化してしまうと，抜本的な効率化にはならず，かえって煩雑な処理を強いるおそれも出てくる。つまり，情報化を進めるためには，メディアそのものに目を向けるのではなく，どの情報をどのように伝えることが効率的か，という内容（コンテンツ）に目を向け，最も効率的な情報伝達手段として情報システムを活用することが求められるのである。

また，電子メールに代表される，情報システムを利用したコミュニケーションは，従来の上意下達のコミュニケーションではなく，ネットワークコミュニケーションへ転換することになる。これもうまく活用することで，情報の共有化や効率的な情報伝達が実現できる。例えば，会議の開催通知や資料・議事録配布などは，ネットワーク利用によって従来よりも大幅な時間短縮や労力削減につながる。

このような情報化を進展するためには，従業員には情報発信力をはじめ，自ら情報収集を能動的に行い，情報の取捨選択を判断し考える能力が重視されることになる。このため，採用や教育・研修のあり方なども変える必要がある。

一方，電子カルテの普及によって，より詳細な経営情報の抽出が可能となった。これにより，原価計算もより精緻な対応が可能となる。

これらの情報化への対応のためには，病院がどのくらいのコストを投入するのか，またそれによりどのくらい労働生産性を向上させることができるのか，ということをしっかりと管理する必要があり，その情報戦略ツールとして，病院原価計算データが重要となるのである。

このように，わずか4つの事例をみても，マクロ環境のなかに，病院経営に影響を与える要素が多々あることがわかる。そして，このような環境変化に対応するためには，ミクロ環境や内部環境から，自院の立地条件，周辺競合病院との力関係または医療連携の実態，入院患者の疾病構造，年齢構成，重症度（介護度），平均在院日数，Turn-over-Interval（空床日数）などを分析する必要がある。これにより，地域における自院のポジション，医療機関類型化の状況における役割を確立して，地域住民の医療ニーズに応えていくことが重要になるからである。この対応が後手にまわると病院の経営基盤は脆くも崩壊してしまうことになる。

 そこで，次にミクロ環境分析の事例から，病院原価計算が求められる背景を考える。

3. ミクロ環境分析の事例

 ミクロ環境分析として，前述の3C分析から，特に顧客ニーズ分析と内部環境分析の事例を取り上げる。

1) 顧客ニーズ分析

 多くの病院では，患者満足度調査やご意見箱などによるニーズの把握を行っている。しかし，個々の事象に対応するだけであったり，場あたり的対応であったりするため，根本的な患者ニーズに対応したサービス提供のしくみが取られていない場合も散見される。このような事態を避けるためには，病院の主要顧客である患者のニーズを的確にとらえ，これに対応して効率的・効果的なサービス提供体制を構築する必要がある。そこで，顧客ニーズ分析が重要となるのである。

 サービスの構成要素について近藤[3]は，定常業務の中心となる本質的なサービスであるコアサービスと，コアサービスに付随する副次的サービスであるサブサービス，状況適応的・非定常的サービスであるコンティンジェントサービスに分類している。

 コアサービスは，顧客が利用するために料金を支払っている，主たるサー

ビスであることから，その属性のうちの1つでも不十分な場合，顧客は全体的な不満を感じることになる。安全・安心・良質な医療提供や，インフォームドコンセントの実施，医療技術やセキュリティやプライバシーの確保などがこれにあたる。これは直接，あるいはご意見箱などでクレームという形で表れる場合が多い。つまり，これらは「あたりまえ」のサービスであり，ここに問題がある場合は，極端に言えば借金をしても改善しなければならないサービスなのである。したがって，病院経営上は優先度の高いサービス提供となるため，原価計算の分析を行う場合も，不可欠なコストとしての認識が必要となる。

また，サブサービスは，その質が高くなくても，大きな不満の原因にはならない場合が多いが，一方でその属性の1つでも優れている場合は，他の悪さを代償して満足度が高まる。アメニティの充実や患者図書館の設置，ウォシュレットや加湿器の設置，宅配便の手配，コーヒーショップの設置など，ご意見箱などで患者からのさまざまな「要望」として表れる場合が多い。この充実は顧客満足に大きな影響を与えることになるが，病院経営上は，やみくもに対応してしまうと必要以上の費用がかかったり，思ったほど効果が得られないなどの課題が発生するおそれもある。このため，どこまで対応するのか，そのためにどのくらいの費用をかけるのか，計画と予算を検討したうえで実施する必要がある。原価計算は，この意思決定を行うための重要な原価情報を提供する。

一方，コンティンジェントサービスは，緊急対応や患者の個人的事情へ対応する特別業務サービスとなる。患者の個別性に対応したケアや，宗教上の理由に配慮した食事提供，個別対応の接遇，災害発生時の緊急対応などが考えられる。このサービス提供によって，定常的，安定的な業務の流れが阻害される要因を排除する効果があり，患者側にとっても印象に残るサービスとして認識される。ただし，そのサービス特性から，事前にマニュアル化，定型化することは難しい側面もあるため，現場の裁量権や予算執行権をどこまで付与するかがポイントとなる。

このように，サービスの構成要素を意識して患者ニーズを分析すること

で，本当に必要なサービス提供を明確化することができる。患者満足度調査やご意見箱そのものを目的とするのではなく，その内容を分析して，とるべき行動を明らかにすることが重要なのであり，原価計算によって得られる原価情報は，そのアクションプランの実行にかかるコストやその効果を分析するための情報として活用されるのである。

　一方，患者ニーズの方向性を見極めることも重要な分析である。病院経営の課題として，「患者満足度の向上」というテーマが頻出するが，その具体的な戦略が示されない場合が多い。これを具体化するためには，「患者のどのような満足を向上させるのか」といった患者ニーズの方向性を明確にすることが重要となる。

　例えば，自分の病院の患者ニーズが「質の高い，高度な医療技術・看護技術の提供」にあるのであれば，最新の医療機器の活用などが患者満足度を高めることになる。また，「患者との優れたコミュニケーションやインフォームドコンセント」などが患者ニーズの方向性であれば，院内の雰囲気作りや患者の個別ニーズに対応したケアの提供などが患者満足度を高めることになる。一方，「てきぱきと，短時間で，スムーズにケアを提供すること」などが患者ニーズの方向性である場合は，待ち時間短縮対策や情報システムの活用によるプロセス改善などが患者満足度を高めることになる。

　このように，患者が最も強く望んでいるのは，どのようなサービス提供なのかを吟味することで，どこにどのくらいのコストをかける必要があるのかを明確にすることができる。これが不足していると，患者ニーズの方向性と病院の取り組みの方向性がずれるため，効果が出ないばかりか，場合によっては不要なプロセスの増加やコスト増といった悪影響を及ぼしかねない。

　つまり，原価計算を行う前に，病院全体としてどのような医療・サービスを提供すべきか，という観点で考えることが重要なのである。これにより病院の役割を明確化し，そこに経営資源を集中させることが可能となる。

　そのうえで，病院原価計算は，病院の限られた経営資源を最大限に活用するために，どこにどれだけの経営資源を投入すべきか，といったメリハリをつける経営意思決定を行うためのツールとして用いられるのである。

2）内部環境分析

　ミクロ環境分析のなかでも，内部環境分析は，自分の病院の内部をさまざまな角度から分析することで，自分の病院の強みや弱みの把握を行うことができる。そのためには，さまざまな経営データを効率的，効果的に分析する必要がある。これにより，改善すべき経営課題や取り組むべき戦略が明確になる。そこで，その実行に向けて経営資源をどのように投入すべきか，という段階において原価計算の手法が用いられることになる。ここでは，この内部環境分析の事例を紹介する。

　まず，病院見学などの際に配布される病院案内や，病院業界の雑誌の病院特集などには，その病院の基礎的な指標が示されている場合が多い。そこで，これらに示されている基礎的なデータを分析し，その病院の経営課題を探ることができる。

　ここでは，ケーススタディとして，Ｓ病院の経営基礎データを用いて分析を試みる（**表 1-1**）。

表 1-1　Ｓ病院の経営基礎データ

病　床　数：500 床
延 床 面 積：60,000 m^2
職　員　数：1,500 名
病院建設費：400 億円

　まず，延べ床面積を病床数で割り，1 ベッドあたりの面積を出してみる。事例では延べ床面積 60,000 m^2 ÷ 病床数 500 床 = 120 m^2/床となる。これは，新設の病院や高機能病院では 100 m^2 というところもあるが，一般的な病院では約 70〜80 m^2 が多いことから，非常に広い病院であることがうかがえる。ただし，このことは反面，1 ベッドあたりにかかるランニングコストが割高になるという問題点が想定される。

　これを別の角度からみて，Ｓ病院の 1 ベッドあたり面積が 80 m^2 であったとして考えてみる。この場合，60,000 m^2 ÷ 80 m^2 = 750 床の病院規模となる

ことがわかる。したがって，750床－500床＝250床分が計算上減少した病床数となる。これを金額に換算すると，入院診療単価を60,000円/日，平均病床利用率を90％とした場合，250床×60,000円×90％＝13,500千円となる。つまり1日13,500千円の入院収益機会が失われてしまったことになる。これをカバーするためには，13,500千円÷(500床×90％)＝30,000円/日の入院診療単価増が必要となる。

　これを入院診療収益増でカバーすることは実際には不可能に近いことから，1ベッドあたりのランニングコストの削減が経営課題となるわけである。

　一方このことは，患者ニーズの多様化に対応するための病院経営戦略の1つとして，アメニティの充実など，病院施設の整備をどこまで図るのかを検討する方法の1つとして利用することもできる。

　また，これをさらに詳細に検討するためには，どの部門でどのくらいのランニングコストがかかっているのかを把握して，改善が必要な部門とコストを特定することで，削減プランの検討につなげることができる。したがって，部門別原価計算はこれを可能とする手法として有効であると考えられる。

　次に，イニシャルコスト（初期投資額）を病床数で割ることで，設備投資からみた経営課題を把握することができる。**表1-1**の事例によると，400億円÷500床＝80,000千円となることがわかる。国土交通省の平成22年度建築着工統計調査報告によると，医療福祉施設の平均建築コストは約215千円/m^2であることから，120 m^2/床の場合なら215千円×120 m^2＝25,800千円ということになる。このことからこの事例の場合，設備投資額の回収は通常の診療報酬による収益だけでは不可能であることが想定されるため，健康保険以外の収益を得ることが経営課題となる。つまり，自分の年収では払い切れない住宅ローンを組んでしまったようなものである。したがって，例えば健康診断や人間ドックなどの自費収益を確保するための設備と機能を病院機能のなかに含める必要があり，これを運用するための戦略を検討しなければならない。

そのためには，損益分岐点（Break-Even Point；BEP）分析などによるFS（Feasibility Study）を行う必要があり，ここでも原価計算の重要性が求められることになる。

さらに，職員数を病床数で割ることで，職員規模からみた経営課題を把握することができる。この事例によると，1,500名÷500床＝3.0名となることがわかる。これは一般的には1.2〜1.6人程度が多く，急性期の高機能病院でも1.8人程度といったところが多くみられる。このことから，この事例では1.5〜2.5倍の人数ということになるため，給与費率が高くなるという経営課題が想定される。そこで給与費率を抑えるためには，単純に考えると人数を削減するか，平均給与を下げなければならなくなるのである。

このように，4つの経営基礎データからでも最小単位に直して分析することで，自分の病院の強みや弱みを明らかにでき，経営課題や改善のポイントを示すことができるのである。

4. 医業費用の対収益比率分析

次に，一般的な財務分析手法の1つである各費用の売上高比率を利用して，病院の内部分析を行い，経営課題を明らかにする方法について，いくつかの事例をもとに考えてみる。

1）給与費率

全国公私病院連盟による『病院経営実態調査報告』によると，平成24年度の医業収益100対給与費率は平均55.4%となっている（**表1-2**）。このデータを読む場合，注意しなければならないこととして，院外処方箋実施の発行率によりデータが変わる点があげられる。これは院外処方箋の発行率が高くなるほど，外来収益に占める投薬収益のなかで院外処方箋料の割合も多くなるため，院内で製剤した場合よりも外来収益が少なくなるからである。したがって，給与費率は院内製剤よりも高くなる。

また，人員数に比例して増減する経費も含めて分析することで，適正人員数の判断につなげることも可能である。これは，給与費＋福利厚生費＋職員

表1-2 医業費用の対収益比率

科目	平成20年	21	22	23	24
Ⅰ 医業費用	109.3	106.0	102.6	103.0	104.2
1. 給与費	57.3	55.8	54.0	53.9	55.4
（1）常勤職員給	35.3	34.3	33.4	33.2	34.2
（2）非常勤職員給	3.4	3.5	3.5	3.6	3.8
（3）臨時給与費	9.1	8.7	8.0	7.9	7.9
（4）退職給付費用	2.7	2.6	2.4	2.4	2.4
（5）法定福利費	6.7	6.6	6.7	6.7	7.1
2. 材料費	26.9	26.5	25.7	25.9	25.5
（1）薬品費	16.0	15.7	15.3	15.5	15.4
（2）診療材料費	9.7	9.8	9.4	9.5	9.2
（3）食事材料費	0.7	0.6	0.5	0.5	0.5
（4）医療消耗備品費	0.6	0.4	0.5	0.4	0.3
3. 経費	17.1	16.2	15.7	15.7	15.5
うち委託費	8.2	7.9	7.7	7.9	7.8
4. 減価償却費	6.8	6.4	6.1	6.3	6.5
5. 資産減耗損	0.2	0.2	0.2	0.2	0.2
6. 研究・研修費	0.5	0.4	0.4	0.4	0.4
7. 本部費分担金等	0.6	0.5	0.5	0.6	0.6

（全国公私病院連盟：平成24年病院運営実態分析調査．2013[4]より）

被服費＋人材派遣費＋宿舎関係費＋公募費というように，職員の数に応じて変化するものをまとめて「人事関連費」として把握し，この増減をチェックするものである．このように，人員の増加は単に給与費のみではなく，関連する経費までも増加させることを考える必要がある．

一方，給与費率を細かくみてみると**表1-3**に示したように分解することができる．すなわち，分子は職種別の平均給与×人数の総和であり，分母は主として入院・外来の診療単価×患者数の総和ということになる．

したがって，給与費率を下げるためには「分子を減らす」，あるいは「分母を増やす」という方法をとることになるわけであるが，この場合，どこの部門のどの部分に問題があるかを明確にしさえすれば，そこを集中して改善

表1-3 給与費率の要素分解

医師給与単価	×人数
＋看護師給与単価	×人数
＋コメディカル給与単価	×人数
＋事務給与単価	×人数
入院患者数	×単価
＋外来患者数	×単価

することでより大きな効果が期待できることになる．つまり，部門別原価計算を行うことで，問題部分の確定がより明確となるため，改善策を実行しやすくなるわけである．

例えば分子を削減するためには，少数精鋭により労働生産性を高めることが必要となる．この場合，情報通信技術（Information and Communication Technology：ICT）を利用した業務の効率化を図ることや，人的資源の開発を重視することで各職員のパフォーマンスを向上させることなどが考えられる．このためには，ハード面におけるシステム構築に対する投資のみならず，人的資源開発および人的資源管理の方法を検討し，教育システムを充実するなどの人材育成対策も必要となる．

これらのことから，赤字病院の場合，労働生産性が低いのではないか，人員削減が必要なのではないかといった経営課題を検討する必要性が想定される．特に，どこの部門の給与費率が高いのか，あるいはどの部門の人数が多いのか，どの部門の労働生産性が低いのか，といった詳細な分析を行う必要があることから，これを行うためにも，部門別原価計算が病院経営戦略にとって不可欠なツールとなるわけである．

一方，分母を増加させるためには，増収策としての新規事業展開や業務改善などを検討する必要がある．例えば，在院日数の短縮のためにクリティカル・パスを利用する，インターネットを利用した情報提供を行う，救急部門や医療連携を強化するなどの対策が考えられる．これらの場合も，対策を講じた場合にはどのくらいの収益増が見込めるのかなどのシミュレーションを行う必要があることから，この基礎データとして，部門別原価計算によって

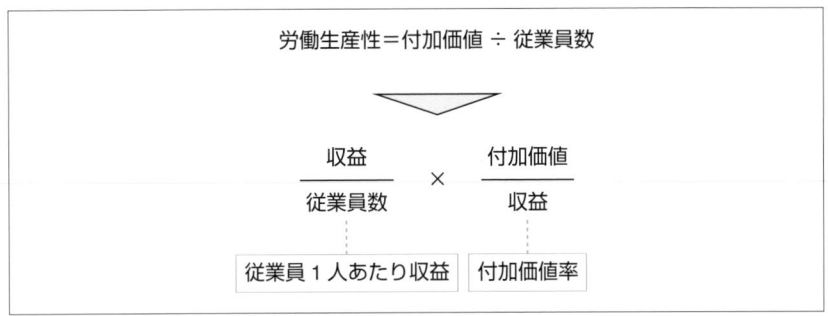

図1-6 労働生産性の算出

抽出されるデータを利用することになる。

●労働生産性を高めるには？

　病院経営にとって最大のコストは給与費である。このため，給与費の管理は重要な経営課題となるわけであるが，給与費率をもとに前述のような管理を行うとともに，労働生産性の観点からの管理も重要となる。

　労働生産性は，従業員1人あたりの付加価値額として算出される。付加価値とは，収益から材料や外注費など外部から購入した部分（外部購入価値）を引いたものである。実務的には，粗付加価値として，医業収益−（材料費＋経費＋委託費）で算出される[5]。これは，一言でいえば，医業収益から材料費・経費・委託費を除いた金額のなかで，給与費と設備関係費と利益を確保することを意味していることになる。

　労働生産性の算定式は図1-6に示したとおり，従業員1人あたりの収益と付加価値率に分解することができる。つまり，従業員1人あたりの収益を増加させるために新規事業の創造や少数精鋭化などを検討し，付加価値率を高めるために材料費のコストダウンを検討するなどの対策を立てることで，労働生産性の向上に結びつけることができるわけである。

　さらに，付加価値のなかに占める給与費の割合は労働分配率として把握される。これは，付加価値に対して，どのくらいの給与費を配分するかを示した指標であり，給与費÷付加価値×100で算出される。これは，収益を増や

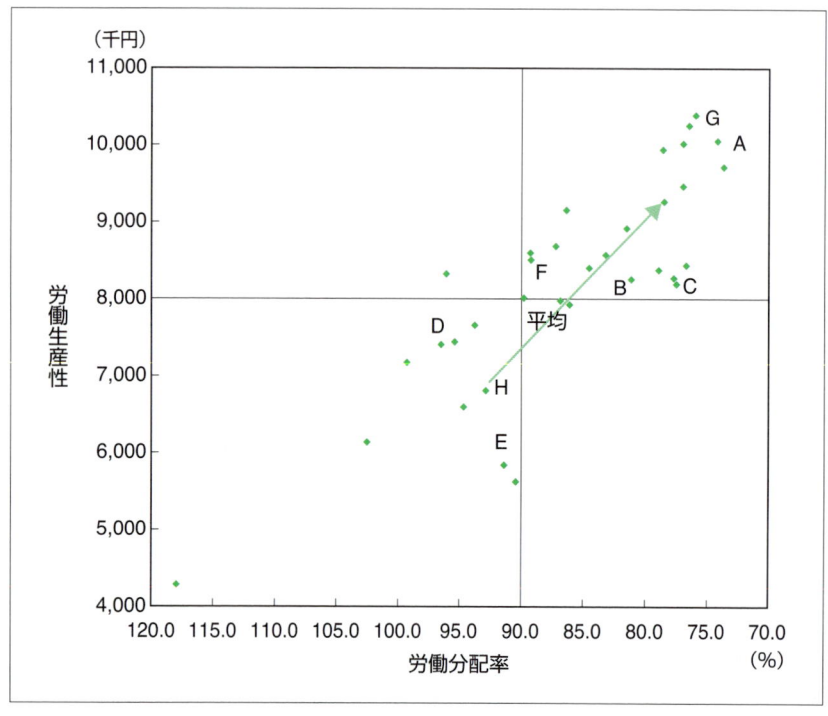

図1-7 労働生産性と労働分配率のベンチマーク分析

すために人員も増やすと給与費も増えるが，給与費の伸び以上に付加価値を高めないと，労働生産性や労働分配率の改善に結びつかないことになるため，給与費を管理するための1つのツールとして，この労働分配率を利用することができる。

さらに，他病院のデータと比較することで，自院の位置付けが明確となるだけでなく，目標にする病院を設定してベンチマーキングを行うことで，人材戦略の立案につなげることも可能となる。例えば**図1-7**の場合，労働生産性と労働分配率を軸に各病院のデータをプロットし，そのなかで自分の病院が占める位置を認識するとともに，年次推移を加えることで，自分の病院の位置がどのように変化しているか，ということがわかる。

この事例でいえば，A病院やG病院がベンチマークの対象病院となるこ

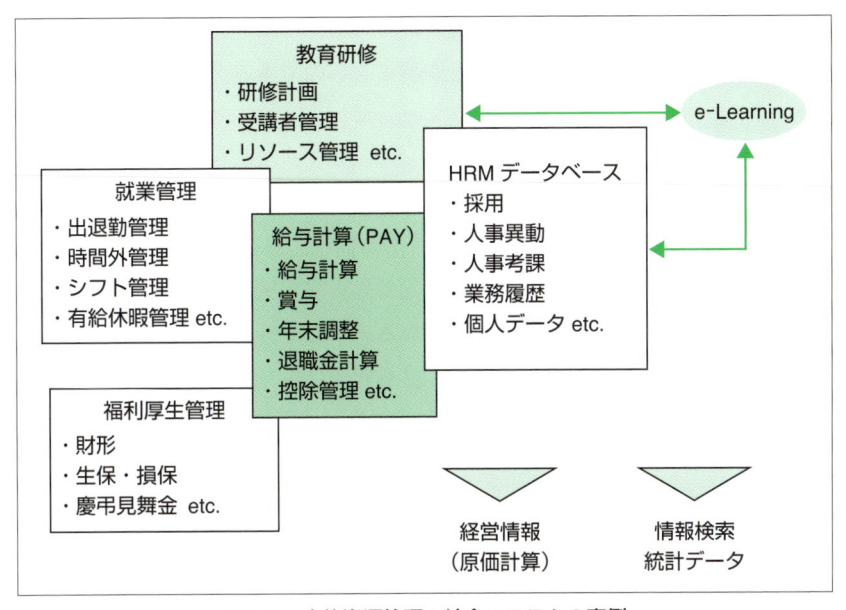

図 1-8　人的資源管理の統合システムの事例

とから，これらの病院の病院経営管理手法などを分析することで新たな人材戦略を講じる，といった手法が考えられる．

　また，これらの分析を行うためには，病院内の各部門の人数や給与費など詳細なデータを抽出可能な，人的資源管理のためのシステム構築が求められる．人事労務管理の実務において，人事システムの利用は効率的であるが，業務システムとしての利用だけでなく，日常業務処理の結果，人材に関するさまざまな情報やデータを抽出することができれば，これらの分析のみならず，原価計算の実行においても精緻なデータを効率的に抽出することが可能となるからである（**図 1-8**）．

　また，これらの分析の結果，予算策定時に改善プランを盛り込み，予算管理へこの分析を展開することも可能となる．つまり，分析が目的ではなく，これらの分析が事業計画立案の手段となるような働きかけが重要となる．前述のとおり，事業計画立案においては原価計算が活用されることを考える

と，それぞれの分析がバラバラに行われるのではなく，相互補完的にマネジメントの手法として活用されることが望ましいのである。

2）材料費率

前述の病院経営実態調査報告によると，平成24年度の材料費率は平均25.5％となっている（**表 1-2**）。給与費率と同様，材料費率も病院の経営形態によって標準データは若干異なる。院外処方箋実施病院は外来投薬の薬剤費が少なくなるため，材料費率は低くなる。また，外科系中心の病院や心臓血管外科の手術が多い病院などでは，材料費率は高くなる傾向にある。

このように，材料費は医療活動に応じて増減することから，「変動費」ととらえられる。

この材料費をさらに細かくみてみると，給食材料費・検査試薬費・造影剤費・医薬品費・診療材料費というように分類することができる。

まず，給食材料費は入院患者数が変動要因となる。そこで，入院患者1日1人あたりのコストを算出することで，食材費が適正かどうかを判断することができる。これは，他の病院と比較したり，経年変化でその推移を分析したりすることで，対策を講じることになる。病院経営実態調査報告における平成24年度のデータでは，約250円程度であることがわかる（**表 1-4**）。

このことから，入院患者1日1人あたり約750円程度となり，このデータをもとに自分の病院の給食材料費と比較分析を行う。そして，このコストが高いと判断した場合は，見積もりによる納入業者の見直しなどの検討を行うわけであるが，食材コストを下げたために食事の質も低下してしまうのは問題であることから，このバランスをいかに保つかが課題となる。これを根本的に解決するためには，部門別原価計算により患者給食部門の採算性を調査し，患者満足度調査などで患者食に対する評価を行い，採算性と品質の両面から改善ポイントを検討する必要がある。その結果，院内での改善やアウトソーシングなどの改善プランを導き出すわけである。

次に，検査試薬費は検査件数が変動要因となる。これは，検査件数に比べて試薬費用が割高になっていないかどうかをチェックすることで，その対策

表1-4 1食あたり食事材料費

(金額単位:円)

病院の種類・一般病院の病床規模	平成20年	21	22	23	24
総数	249.3	244.3	245.8	243.5	248.7
一般病院	248.4	243.3	245.9	243.0	248.6
20〜99床	248.5	253.6	254.6	248.0	242.4
100〜199	247.8	242.5	250.3	253.5	258.8
200〜299	241.0	240.4	252.3	246.8	259.5
300〜399	248.9	239.3	250.2	237.5	243.5
400〜499	250.2	250.7	241.1	239.3	245.0
500〜599	250.3	221.4	243.0	248.2	258.5
600〜699	249.9	243.2	243.3	241.6	246.9
700〜	253.7	250.6	239.3	235.4	234.9
精神科病院	257.0	251.3	244.5	252.0	249.1

(全国公私病院連盟:平成24年病院運営実態分析調査.2013[4]より)

を講じることになる。例えば,1カ月に数例しか行わない検査のために,高額な試薬を常時準備しているといった採算が合わない検査については外注化を検討することや,セット検査を見直すといった改善プランを検討することができる。また,委託外注化の検討を行うことも考えられる。特に,このような大幅な改革を行うためには,部門別原価計算による採算分析が不可欠である。

　造影剤費については,造影剤を使用する放射線検査件数が変動要因となる。この場合,検査1件あたりの造影剤コストを分析することで,その購入価格が適正であるかどうかの判断が可能となる。

　また,医薬品費については薬剤収益が変動要因となるが,この購入コスト削減のためには用度課などによる購買努力のほか,例えば感染予防委員会などによる抗菌薬の適正使用の検討を行い,抗菌薬の種類を絞り込むことで使用効率の改善を実施する。さらには高価薬について,薬剤部での払い出しデータと各部門における使用データをチェックすることで,薬剤使用の流れを確認し,改善に結びつけるなどの方法が考えられる。物流システムを導入している病院やDPC対象病院ではこれらの分析は容易であると考えられ,また電子カルテが導入されている場合も,部門ごとの使用データを算出できるようなシステム構築が必要となる。

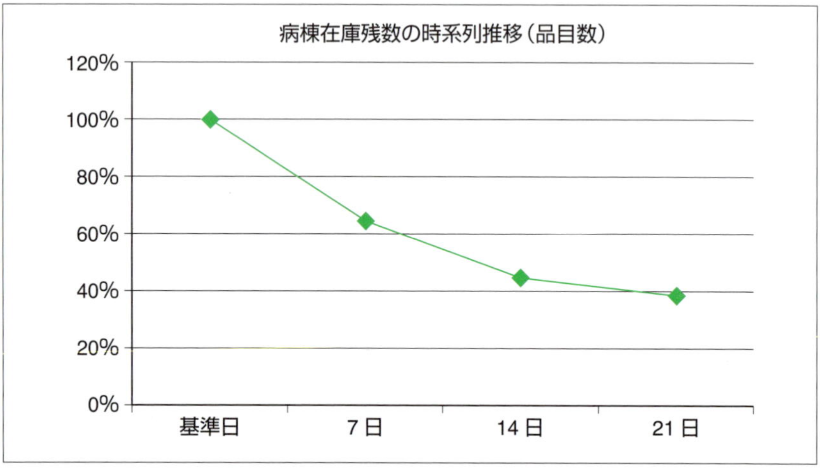

病棟在庫残数の時系列推移（品目数）

基準日	7日	14日	21日
100%	約64%	約44%	約38%

図1-9　病棟在庫の鮮度分析の事例

　一方，診療材料費については，用度課で常に部門別の払い出しコストをとらえられるように，業務体制を整えておく必要がある。この診療材料費を削減するためには，ディスポ製品の見直しや手術材料の見直しを器材検討委員会などで行うことや，物品管理のシステム化を図ることなどが考えられる。

　また，病棟に払い出した診療材料を1週間単位で定点観測し，その使用スピードを分析することで，病棟の診療材料の定数の見直しにつなげ，これと使用データ，材料収益を比較することで，診療材料の効率的使用のチェックが可能となる。筆者はこれを「鮮度分析」と呼んでいる（**図1-9**）。この事例では，払い出した診療材料の40％は3週間後も病棟に滞留していることがわかる。そこで，病棟在庫の欠品リスクを考慮しつつ，無駄な在庫を抑えるために，どのくらいの使用スピードが適正なのか，そのための病棟在庫の定数をどのくらいに設定すべきかを，このデータをもとに検討する。その結果，古い在庫が病棟に残らず，新しい診療材料の患者への提供につながる。また，病棟における在庫や診療材料コストに関する意識の向上にもつながる。

　これらのように，材料費率をもとに，より詳細なコスト分析につなげるた

めに，原価計算の手法が活用されることがわかる。

3）委託費率

　近年の病院経営においては，すべての機能を内部組織で包括して運営するという形態から，いくつかの業務に関しては専門業者と連携して業務を委託することで，サービスの質の向上とコスト削減を図るという形態へ変化していることから，委託費率は増加傾向にあるものと思われる。例えば清掃，保安，医療事務，患者給食，リネン洗濯，検体検査などの分野において業務委託化の進展がみられる。

　この業務委託については，期待される業務の質的向上が確保できるか，在籍出向または転籍出向などの労務管理上の問題点をクリアできるか，採算性改善のメリットがどの程度考えられるか，などのチェックポイントを明確にして，導入の検討を行うことが必要となる。これらの検討が十分に行われずに委託外注化を進めてしまうと，サービス提供の質の低下を招いたり，労働組合との労務問題が発生したりするなどのデメリットが生じるおそれがあるので注意が必要である。

　例えば，患者給食の業務委託の場合，患者サービス向上のための選択メニューへの取り組み，クレーム処理の体制，1食あたりの食材費，人員配置や従業員教育，仕入管理，ごみ処理の方法，衛生管理，品質管理，記録類の整備など，厚生労働省が定めた入院時食事療養費に関する規定をもとに，病院としての管理指標を作成して評価を行うなどの方法を検討すべきである。

　ちなみに，**表1-2**のデータによると，平成24年度の委託費の対収益比率は7.8％という実態が示されている。

　委託費率は，部門が特定できるものが多いことから，部門別原価計算による部門採算を1つの評価基準として，委託外注化を図るのか，内部運営にするのかといった判断材料にすることが可能である。

　このように，委託費の多くはアウトソーシングによって発生するコストということができるが，アウトソーシングは前述の事例でも示したように，専門業者による高い専門的サービスの提供が可能となることによって患者満足

度の向上を図り，固定費を変動費化してコストダウンを図るといった期待やメリットがある反面，管理の複雑化やきちんとした管理が行われないとサービスの質の低下を招き，病院としての組織文化を崩壊させるなどの懸念やデメリットもある。そこで，このような経営リスクをいかにマネジメントしていくかがこれからの病院経営には求められてくることを考えると，部門別原価計算を通じたアウトソーシングに関するコスト管理と質の管理は，より重要な経営課題として認識されるのである。

つまり，提携先の企業は質の高いノウハウをもっていることが前提となり，病院側はこれを評価する選択眼が求められる。この評価指標としては，例えばISO9000シリーズ[*1]の取得や，患者給食業者ならHACCP[*2]対応になっているかなどの品質に関する取組みや，提携企業のビジネスプランが質的にも経済的にも実現可能性をもっているかといった評価，経営面での財務諸表や有価証券報告書などからも情報を得るなど，一般企業における企業評価の能力も病院経営に求められてくる一方，病院側の情報もディスクローズできるように整備することが求められるのである。また，委託前と委託後のコストや収益の変化についても比較し，委託の結果を評価することが病院側に求められるのである。

4）設備関係費率

減価償却費や修繕費，固定資産税などの設備関係費に関する対収益比率については，**表 1-2** が旧病院会計準則の区分で算出されていると考えられるため，ここでは示されていない。一方，厚生労働省による平成23年度病院経営管理指標においては，一般病院の平均値として医療法人（N＝190）で8.9％，自治体（N＝257）で9.5％と示されている。

このうち，減価償却費については，財務会計のルールによって，定額法や

[*1] ISO9000シリーズ：国際標準化機構(ISO)が定めた，企業などの品質管理に関する認証を行うための一連の規格。
[*2] HACCP (Hazard Analysis Critical Control Point)：食品製造工程全体を管理し，食材の生産，運送搬入時の管理，貯蔵，調理などの一連の工程において問題が発生する前に問題点を発見して，事前改善を行うシステムである。

定率法で計算するものであり，**表 1-2** のデータによると平成 24 年度の減価償却費は 6.5％となっている。この値が高い場合は過剰設備投資が考えられることから，設備や医療機器の効率的な運用が行われているかをチェックする必要がある。また，この値が低い場合は建物や医療機器の老朽化や不十分な設備投資などが考えられる。いずれにしてもこの減価償却費については，原価計算の実施に際して，部門ごとの減価償却額を算出できるようなシステム構築を行うことで，病院内のどの部分に問題があるかを分析することが可能となるため，このシステム作りも病院経営課題の 1 つとして取り組む必要があると思われる。

また，医療機器などをリース契約にする場合，病院の機能に応じた機器の導入に対するものでないと，リース料の支払いに対して診療報酬が少ないために資金繰りが悪化するといった問題が発生するおそれがある。安易なリース契約とならないよう注意が必要である。つまり，病院にとってそれが本当に必要な機器なのかを十分に検討し，さらに需要予測や採算性分析といった経済計算を事前に行うべきである。ちなみに，現在はリース契約が減価償却費として会計処理される場合が多いことから，機器賃借料と減価償却費の対収益比率の分析を行う場合は，この点を留意して考察する必要がある。

一方，修繕費については，医療機器などを大切に正しく使用していれば，本来それは最小限にできる性格のものであるため，臨床工学（Clinical Engineering：CE）室や物品管理部門などで正しい機器の使用方法を徹底することや，管理会議などで部門別の修繕費を公表することで，意識付けを行うなどの活動が効果的であると思われる。

さらに，機器保守料については，新規医療機器の購入に伴う保守料の場合，購入 1 年目はメンテナンスフリーとして保守料がかからず，2 年目以降に年間保守料が発生するケースがある。この場合，どこまで自前で保守が可能か，年間契約とスポット契約のどちらが有利か，メーカーの純正保守とするのか，他社に保守を依頼できるかなど，保守点検の内容やコストを十分に検討したうえで保守契約を結ばないと，保守料に大きな金額がかかることになりかねないので注意が必要である。

5）経費率

　経費率は，**表1-2**によると平成24年度の対収益比率が15.5％となるが，委託費率を除くと7.7％となっている。ただし，前述の通り，**表1-2**の区分は旧病院会計準則の区分で算出されていると考えられるため，このなかには設備関係費の一部が混在していることに注意する必要がある。厚生労働省の平成23年度病院経営管理指標では，5.5～7.5％と報告されている。

　経費は，管理可能経費と租税公課のような管理不可能経費に大きく分類できるのではないかと思われる。このうち，管理可能経費は，適正費用となっているのかを判断したうえで，不要な経費が多い場合はどのように削減努力を行うのかが経営課題となるわけである。

　例えば，光熱水費については，年間のm²あたりの光熱水費額を算出し，他病院と比較することで使用効率を分析することができる。ただし，新築病院の場合は全館空調完備やエレベーター，エスカレーターの増設などにより，光熱水費が高くなる傾向にあるので，データを比較する場合はこの点に注意する必要がある。日常の光熱水費を削減するためには，従業員の意識を高めることが特に重要である。自宅であれば使わない電気を消して回る人でも，病院では意外と無頓着になるものである。定期的なキャンペーンの実施や，LED照明への切り替え，管理会議などで光熱水費データを公表するなどの活動が継続的な効果に結びつくものと思われる。ただし，診療現場で直接患者と接している場面では，過度な節減はサービスの低下となるため，このバランスをとることが重要であることは言うまでもない。

　このように経費については，どれか1つを改善すれば大きくコスト削減できるようなものではなく，コスト意識をもって日常の病院活動に従事することが大切であり，そのためには各部門でどのくらいのコストがかかっているのかを明らかにする必要がある。本書で取り上げる原価計算は，このコストを明らかにするためのツールとしても使用できるのである。

6）研究・研修費率

　この比率については，**表1-2**では平成24年度は0.4％と報告されている。これは病院全体における医療サービス提供の質の向上と確保を考えた場合，長期的な教育研修制度を体系的に構築することが重要であるという認識に立ち，病院経営上不可欠な人材戦略としてしかるべき投資を行うべきであると思われる。

　例えば，院内での業務改善や研究を発表する機会を設けたり，各種の資格取得のための支援を行う，経営管理に対する幹部教育を行うなどの方法が考えられる。

　現在の病院を取り巻く環境変化のなかでは，病院経営のノウハウを駆使しなければ病院は生き残れない状況となってきている。これからの病院経営においては，これまでの「決められた業務をこなす」というものから，専門的な立場で高度な判断や経営計画の策定などを行う役割が重要となってくる。特に，多くの職種の人的資源管理や物品管理，財務管理や予算管理や管理会計，設備管理や情報管理などが複雑に働いている事業規模の大きい病院では，このような特定の管理手法を深くもった専門家や管理者が必要となる。と同時に，これらを効率的に運営するためには，医師が診療の片手間に経営を行うといったことは困難であると言わざるをえない。したがって，このような病院管理の責任者や高度な知識をもった事務各部門の専門家として必要な能力を開発するための教育研修制度の構築が，今後の大きな経営課題となるのではないかと考えられるのである。また，このような教育制度を構築することが，他の競争病院に対して経営管理システムの差別化を図ることにもつながるのではないかと考えられる。

　さらに，女性労働者や高齢労働者などの労働力構成の多様化や，労働者の意識や価値観やライフ・スタイルの変化といった，現在の社会環境変化に対応した人的資源管理や人的資源開発という観点からみた場合でも，従業員自身が自己のキャリアに関する希望を申告することやキャリアコースの選択など，従業員のキャリア志向に沿った具体的なキャリア開発の制度は，これま

での病院経営のなかではほとんど考えられてこなかったと思われる。

このため，各従業員のキャリア意識を踏まえ，自らのキャリア開発の方法を選択できるような制度のあり方が求められており，これにいかに対応していくかということも，今後の経営課題と考えられるのである。

また，比較的規模の小さい病院では，病院経営管理は少数の事務職員で遂行しなければならないため，より総合力のある職員の育成が必要となることからも，病院の規模にかかわらずこれからの病院経営には人的資源開発が経営課題として認識されるのである。

5. 財務分析の限界

このように，一般的な病院経営分析のツールとして医業収益に占める各費用項目の比率を用いることは，各勘定科目の費用を収益に対して適正化するために必要な分析である。しかし，それをどのように適正化していくのかは実際には非常に難しい。例えば，給与費については適正な人員配置なのか，職員1人あたりの給与費ベースは他の医療機関と比べて高いのか低いのか，1床あたりの職員数はどうか，職員1人あたり年間の稼動額はどうか，などの分析を行うことによって改善の糸口はつかめるが，実際に人員を削減するのは困難なことである。

このように，財務諸表による分析と改善効果には限界があり，各科別，部門別，さらには診療行為別や疾病別に，費消された原価（人件費，材料費など）に対比しての収益を比較しなければ，経営改善の糸口は把握できない。

したがって，経営改善を進めるためには，原価計算の活用が重要となるのである。例えば，科別・部門別・診療行為別・疾病別の原価対収益分析の結果を示し，最終的に部門または科別に損益分岐点を算出し，患者をあと何人収容しなければならないのか，患者単価をあといくら上げなければならないのか，部署によっては稼動件数をあとどのくらい伸ばさなければならないのか，などの指標を作成することができる。病院管理者が該当する部門の責任者にこの指標を示すことで，その責任者は半期または年間の行動達成目標を明確にすることができる。そして，その目標達成の度合いにより，その部門

責任者の評価が決定され，給与の改定，賞与の査定，さらに次年度の医療機器購入予算や人員補充の予算の参考にしていくことも可能となるのである．

6. 環境要因を整理して現状を把握する（SWOT分析・クロス分析）

ここまで，環境分析についてマクロ環境とミクロ環境に整理し，それぞれの手法について述べてきた．これらの分析は，場あたり的に行うのではなく，環境分析を通じて経営課題を明確にし，経営戦略立案やその後の行動計画または予算管理・統制などのアクションにつなげる必要がある．

このための手法として，SWOT分析・クロス分析が実務的である．SWOT分析はStrength（強み），Weakness（弱み），Opportunity（機会），

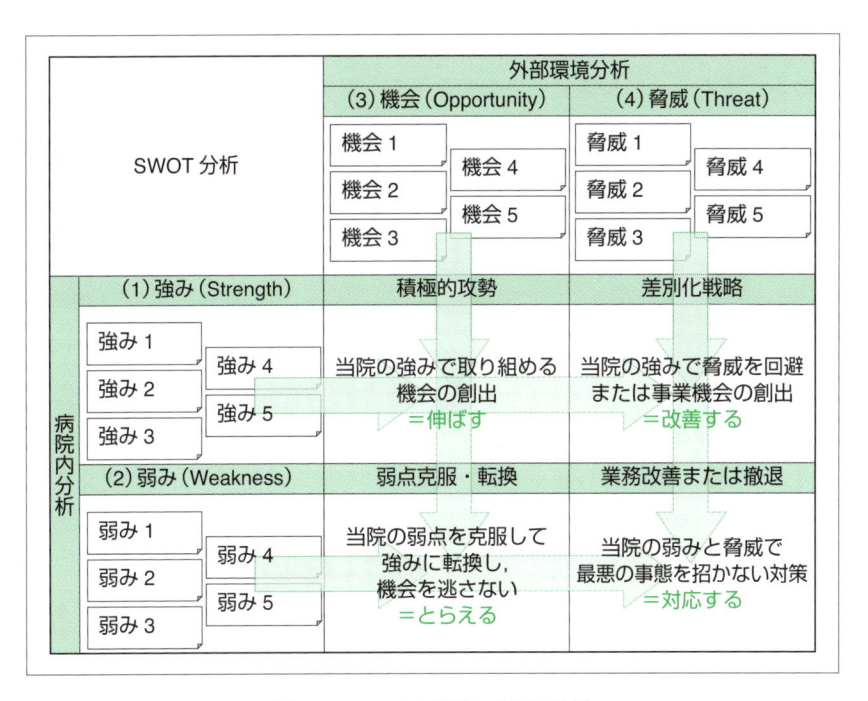

		外部環境分析	
SWOT分析		(3) 機会（Opportunity）	(4) 脅威（Threat）
		機会1 機会2 機会3 機会4 機会5	脅威1 脅威2 脅威3 脅威4 脅威5
病院内分析	(1) 強み（Strength） 強み1 強み2 強み3 強み4 強み5	積極的攻勢 当院の強みで取り組める機会の創出 ＝伸ばす	差別化戦略 当院の強みで脅威を回避または事業機会の創出 ＝改善する
	(2) 弱み（Weakness） 弱み1 弱み2 弱み3 弱み4 弱み5	弱点克服・転換 当院の弱点を克服して強みに転換し，機会を逃さない ＝とらえる	業務改善または撤退 当院の弱みと脅威で最悪の事態を招かない対策 ＝対応する

図1-10 SWOT分析とクロス分析

〔髙橋淑郎（編著）：医療バランスト・スコアカード研究．p206, 生産性出版，2011[6]）より〕

Threat（脅威）の頭文字をとったもので，組織を取り巻く環境分析を行う手法の１つである。病院を取り巻く環境について，内部環境における強みと弱みと，外部環境における機会と脅威に分けて分析・評価を行う。

　その手続きは，グループワークによる親和図法などの作業を通じて，S・W・O・Tそれぞれの項目を抽出する。

　SWOTの各項目を抽出後，これらの項目から経営課題を抽出する。例えば，強み×機会であれば，病院の強みを伸ばす必要のある経営課題が抽出され，弱み×機会であれば，機会をとらえて弱みを強みに転換する経営課題が抽出されることになる（**図1-10**）。この分析はSWOTの各項目をクロスして分析するため，クロス分析と呼ばれる。SWOT分析では環境分析を通じて現状を把握することができ，クロス分析ではその現状を踏まえ，今後行うべき経営課題が設定されるのである。

　ここで設定された経営課題を実行するためには，どのくらいの予算が必要なのか，またその経営課題を実行した場合，採算性はどのように変化するのか，というように，経営課題実行の具体的なアクションプランの策定において，原価計算を行う必要があることから，原価計算は，病院経営戦略の実行に不可欠なツールとして位置付けられる。

7. 第１章まとめ

　診療報酬点数によって医療サービスの提供に対する収益が決められているにもかかわらず，同じ診療行為を行っても黒字になったり，赤字になったりするのはなぜだろうか。この理由の１つとして，同じ収益をあげるために使用された，給与費や材料費や経費などの原価が異なるということが考えられる。つまり，病院経営が効率的に行われているかどうかを判断する１つの方法として，この原価を計算して明確化することが考えられるわけである。したがって，この原価計算を行ううえでは，収益や原価を理解することが不可欠となる。

　一般企業における経営活動の成果は「利益」として表され，「利益」がなければその企業の発展はもとよりその維持や存在も難しくなる。つまり「利

益」を最大化することが企業経営の目的となるわけである。しかし病院経営の場合，医療法第七条第五項に「営利を目的として，病院，診療所又は助産所を開設しようとする者に対しては，前項の規定にかかわらず，第一項の許可を与えないことができる。」というように，非営利の原則を示していることから，成果物としての利益に対する概念が一般企業とは異なる。

　すなわち，非営利組織である病院の場合は，利益の追求が第一ではなく，医療サービスの提供が主目的となるわけであるが，このことは病院が利益をあげたりそれを蓄積したりすることを否定するものではない。つまり，質の高い医療サービスを提供するためには，病院の経営基盤の安定や成長のための利益確保は重要なのであり，そのためには利益や原価に対する正しい意識をもつことが必要となる。

　具体的には，病院の経営資源のどこに，どのくらいの投資を行う必要があるのか，ということをしっかりと見極める必要がある。病院原価計算は，このような戦略策定段階におけるシミュレーションデータとしての活用が想定される。

　このように，環境変化を認知し，これに基づいて経営課題を設定し実行するという，一連の経営管理プロセスが病院経営に求められるなかで，原価計算が重要なツールとして認識されてきたのである。日本の病院数の統計でみると，1990年（平成2年）の，10,096をピークに，2013年（平成25年）12月には8,535病院にまで減少していることがわかる。すなわち，23年間で約1,560の病院が消え去ったことになる。これは，病院経営はその量の確保から質の確保へと変化していると考えられ，医療の質や経営の質が確保できない病院が淘汰されるという厳しい状況であることがわかる。

　原価計算は，このような病院経営環境変化に対応するための経営管理ツールとして，その必要性が高まっているのである。

文献

1) 平成24年版 高齢社会白書．内閣府，2012
2) 平成24年人口動態統計月報年計（概数）の概況．厚生労働省，2013

3) 近藤隆雄：サービスマネジメント入門　第3版．pp38-43，生産性出版，2007
4) 全国公私病院連盟：平成24年　病院運営実態分析調査．2013
5) 黒川　清，尾形裕也(監)，KPMGヘルスケアジャパン(編)：医療経営の基本と実務―病院経営者のための医療実務と経営技術のスキルアップ．下巻(管理編)，p204，日経メディカル開発，2006
6) 髙橋淑郎(編著)：医療バランスト・スコアカード研究．p126，生産性出版，2011

第2章
原価計算の基礎的概念

【概要】 ここでは，原価計算の位置付けをはじめ，原価の構成や原価の範囲を明らかにする。また，原価計算を行う目的や原価計算の種類を整理することで，原価計算の基礎的な概念を理解できるようにする。

キーワード

財務会計，管理会計，直接費，間接費，医療原価，医業管理費，総原価，固定費，変動費，損益分岐点(BEP)，CVP分析

1. 管理会計としての原価計算の位置付け

原価計算は管理会計の範疇に入るものとして，財務諸表で表される財務会計とは区別される。ここでは，財務会計と管理会計の区分を整理することで，原価計算の位置付けを明確にする。

1) 経営者としての院長が果たす2大職責と原価計算

経営者としての院長が果たす主な職責は，病院の設立理念に基づいた経営戦略を策定し，これを達成すべく病院の経営資源を最適に配分するための経営意思決定を行うとともに，経営計画の設定(Plan)と実行(Do)，およびその評価(Check)と改善(Action)といったマネジメント・サイクルによる経営管理活動を行うことと考えられる。

この経営管理活動を会計分野からみた場合，院長が果たすべき職責は受託責任解明機能と経営価値増殖機能に分類することができる。

まず受託責任解明機能については，病院の資産を保全したり，会計資料の正確性と信頼性を確保したりすることで会計統制を行い，理事会などから受託した病院経営が適正に行われているかを管理する職責を果たす機能であると考えられる。これは，accountabilityとも呼ばれ，主として財務諸表による財務会計によって表される分野である。したがって，責任を果たしたかどうかを評価するためのデータは，過去の業績データということになる。

もう1つの経営価値増殖機能については，病院の業務効率の推進や経営方針の遵守のために，会計情報を利用して業務統制を行う職責を果たす機能であると考えられる。これはresponsibilityとも呼ばれ，主として予算管理や，原価計算などの手法を利用した管理会計で表される分野である。この管理会計で使用されるデータは，過去のみならず，現在あるいは未来のデータを利用することになる。

すなわち，本書で取り扱う原価計算は管理会計の一手法であり，その機能は経営者である院長が，その職責を果たすために行う経営意思決定にとって不可欠な経営情報を提供する役割を担うものとして位置付けられるのである。

2）会計の2大分野とその役割

会計の体系は，大きく財務会計と管理会計に分類される（**図2-1**）。

財務会計については，法律によって義務付けられるいわゆる制度会計として，貸借対照表（Balance Sheet：B/S）や損益計算書（Profit and Loss：P/L）といった財務諸表の作成，税務会計のための税務申告書の作成，キャッシュフロー表（Cash Flow statement：C/F）の作成が行われる。特に病院における財務会計は，理事会あるいは法人の本部や債権者，税務当局などの外部の利害関係者（ステークホルダー）に対して，会計責任上不可欠な報告書という役割をもつ。例えば，銀行からの資金調達やリース会社との契約などの場合，この財務会計によって示される財務諸表が経営判断材料として不可欠なものとなる。すなわち，法令や制度によって義務として「見せる」会計ということになる。

```
                        企業会計
           ┌──────────────┴──────────────┐
        財務会計                        管理会計
   Financial Accounting          Managerial Accounting

      損益計算書                      原価計算書
   (Profit & Loss：P/L)              予算書
      貸借対照表                       etc.
   (Balance Sheet：B/S)
    キャッシュフロー表
    (Cash Flow：C/F)

      税務申告書
      (税務会計)
```

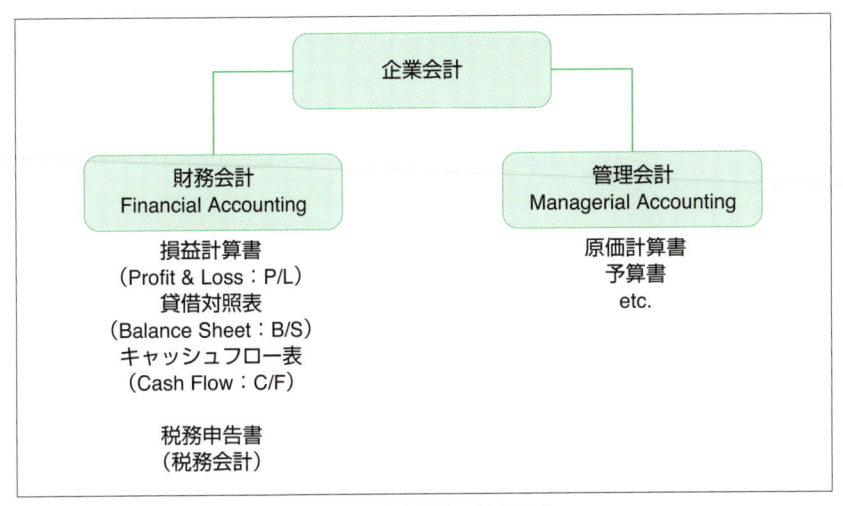

図 2-1　財務会計と管理会計

　一方，管理会計は経営管理のために経営者や管理者に提出する報告書という役割をもつ。例えば，高額医療機器の購入の意思決定を行う場合，患者数予測やコスト予測などの採算性分析を行うことで投資決定を下すなど，経営者や管理者が自らの意思によって「見る」会計ということになる。

　このように，財務会計が主として外部報告という役割をもつのに対して，管理会計は内部報告としての機能が主な役割となる。これは，病院経営活動において，適正な利益確保のために内部情報を活用して原価管理を行い，経営課題の明確化と解決を図るためのツールとして管理会計が利用されるということである。また，健全な財務体質を維持し，余裕ある病院経営を行うために財務データをしっかりと把握し，チェックする目的で財務会計が利用されるということである。一方，キャッシュフローは病院経営ではいわば血液と同じであり，病院経営全体に行き渡っていなければ，出血多量で死につながることになる。このように，病院管理においては，財務会計だけではなく管理会計についても目を向けることが重要である。

3）財務会計と管理会計の相違（表 2-1）

　この財務会計と管理会計の相違をさらに詳細に整理すると，情報の利用者は財務会計が外部の利害関係者であるのに対して，管理会計では内部の経営管理者であることはすでに述べた。また，利用目的については，前者は過去の業績報告であるのに対して，後者では意思決定と業績の管理のために利用されるという側面が強い。さらに，報告の対象となるのは財務会計では過去の財務データであるが，管理会計では過去のみならず現在・未来も範囲となる。いわゆるシミュレーションデータとなる場合がある。一方，報告書の種類については，前者は財務諸表となるが，後者では予算報告書や本書で述べる原価計算書などの形態となる。報告書の種類は財務会計が強制的であるのに対して，管理会計では任意である。法規制は財務会計が企業会計原則や病院の場合は病院会計準則に定められているのに対して，管理会計では特に定められていないのが特徴である。情報の性格として，前者は正確性が不可欠であるが，後者では正確性よりもむしろ意思決定に有用であるか，迅速にデータの抽出が行われるか，といった点が重要となる。

　また，財務会計分野では，時価主義会計や連結決算など，タイムリーな情報公開（ディスクロージャー）が求められるのに対して，管理会計分野では，発達を続ける情報技術を利用した新しい管理会計システムの構築が今日的課題となっている。特に管理会計においては，ABC（Activity Based Costing）

表 2-1　財務会計と管理会計の相違

視点	財務会計	管理会計
情報の利用者	外部利害関係者	内部経営管理者
利用目的	過去の業績の報告	意思決定と業績の管理
報告の対象	過去	過去，現在，未来
報告書の種類	財務諸表	予算報告，原価計算書
報告書の要請	強制	任意
法規制	企業会計原則 病院会計準則など	不要
情報の性格	正確	有用性，迅速

（櫻井通晴：管理会計．同文舘出版，1997[1]より）

などの手法を利用した病院原価計算のあり方や，京セラのアメーバ経営における部門別採算管理システムを病院経営に対応させる取り組みなどがみられる。

　これらのように，財務会計と管理会計では利用目的や利用方法などの相違があるが，これらは相互補完的な働きを示していると思われ，双方とも病院経営にとって重要なデータであると考えるべきである。

4) 求められる経営情報とは？

　このように，病院経営には，財務会計だけでなく管理会計から得られるデータが不可欠なものであることがわかる。そこで，これらの経営情報が病院経営管理にとってどのような意味をもっているかについて，自動車の運転を例にまとめてみる。まず，自動車を運転してどこに向かうかという目的地に当たるものとして，経営計画や予算などが考えられる。これは，病院経営を取り巻く環境変化のマクロ面やミクロ面からの把握と，病院のミッションやビジョンに沿った経営目標や経営課題の設定を行い，病院の経営資源（人・モノ・金・情報）をどのように最適に配分するのかを明確にするものである。具体的には，中長期の経営計画や予算といった形で示され，これによって病院が向かう方向が決定付けられる。また，地図にあたるものとしては，作成された経営計画や予算がどこまで達成されたかの確認ということになる。さらに，この自動車を運転するドライバーは，当然院長ということになる。一方，距離計は過去の実績を示す指標であることから，病院の経営実績データがこれにあたる。これは財務会計によって示される経営データのみならず，医療面での業績や患者数などの統計データ，人材開発の状況，地域に対する貢献度など，定量的・定性的な実績を評価することが必要となる。

　そのほか，燃料計は経営資源の保有度を表す指標として考えられることから，病院経営の健全性を把握するための経営情報となるし，速度計は経営の余力度を示す力（パワー）として，またタコメーターは効率的運営が行われているか（燃費）を示す情報として，油圧計や温度計はリスクを回避するための病院内部の環境測定を示すものとして，警告音は損益分岐点による限界利益

を示すものとしてそれぞれ位置付けられると考えられる。

このように，院長が経営者(ドライバー)として病院を経営(運転)するために必要な情報は多岐にわたることから，これらを提供できるしくみを病院内に整備することが，財務会計データだけではなく，管理会計としての原価計算の役割なのである。

具体的には，例えば医療情報システムの活用や医療制度の動向分析，経営・診療に対する情報提供といった機能を，経営企画部門を充実することで即座に利用できる体制を構築することなどが考えられる。逆に言えば，これからの病院管理部門は与えられた仕事を「こなす」のではなく，病院経営にとって必要な付加価値の高い情報を「創造する」ことが求められていると思われる。

これらのことから，原価計算は経営者である院長にとって不可欠な経営情報の1つとして位置付けられることが確認されるわけである。

2. 収益と原価と利益の関係について考える

1) 収益と費用の区分

病院の財務会計では，各病院の開設主体が多岐にわたり，それぞれ独自の法規制によって会計基準が適用されている。このため，厚生労働省は病院会計準則を制定・改正し，病院の財政状態や運営状況を体系的，統一的にとらえ，病院間での経営数値の比較可能性を確保することなどにより，各病院の経営管理の効率化や改善に役立つ会計情報を作成できるようにしている[2]。この病院会計準則における収益と費用の区分や勘定科目の設定は，**表 2-2**に示すとおりである[3]。

原価計算を行う場合，収益および原価はこの病院会計準則の区分を基本に考える場合が多い。このことから，病院原価計算の実施は，病院会計準則に基づく損益計算書を利用することにより，統一的な基準に基づく医業収益に対応した原価が導き出されることになる。

しかしそのためには，この財務会計段階において，医業費用が医業収益に

対応していることが前提となる。これは，医業収益に対応しない費用が医業費用として計上されてしまうと，原価計算を行った場合に原価が歪んでしまうため，原価計算以前の問題として，この点の確認が必要なのである。

例えば，駐車場を病院の関連する MS 法人が運営して，病院はその MS 法人から場所使用料を得ているような場合，駐車場スペースに関する固定資産税は医業費用の設備関係費の「固定資産税等」ではなく，不動産関係費などのように医業外費用に計上すべきである。

これらは，日常の会計処理において，請求書や証憑に基づいて仕訳を行う段階で明確に区分する必要がある。そのためには，会計システムの対応と，経理担当者の知識，特に管理会計も含めた会計知識と技術が要求される。

つまり，病院原価計算を行う前提として，病院会計準則に基づき，医業収益と医業費用を明確に認識できるように，財務会計が洗練化されていなければならないのである。

また，ここでいう「収益」は，病院経営の実務場面では「収入」として利用されることが多いが，「収入」はキャッシュフローにおける表現であることから，本書ではこれらの定義を明確にする意味で，「収益」の表現を使用する。

医療サービスの提供によって得られる収益は「医業収益」として計上される。これに対して，医業収益を得るために使用した労務費や医療材料費や経費などの費用は「医業費用」として把握される。この医業収益から医業費用を引いて得られた利益は「医業利益」になる。また，駐車場や売店の売上など，医業収益以外の収益については「医業外収益」として把握され，借入金の支払利息など，医業費用以外の費用については「医業外費用」として把握される。医業利益に医業外収益を加え，医業外費用を引いて得られた利益は「経常利益」となる。このように利益には 2 つの種類が存在する。

このため，前述の通り，医業収益に対応した医業費用を明確に認識しないと，原価計算を行ってもその前提となる費用が歪んでしまうのである。

表 2-2　病院会計準則に基づく損益計算書の様式

損益計算書

自　平成×年×月×日　至　平成×年×月×日

科目	金額		
Ⅰ 医業収益			
1 入院診療収益		×××	
2 室料差額収益		×××	
3 外来診療収益		×××	
4 保健予防活動収益		×××	
5 受託検査・施設利用収益		×××	
6 その他の医業収益		×××	
		×××	
7 保険等査定減		×××	×××
Ⅱ 医業費用			
1 材料費			
(1) 医薬品費	×××		
(2) 診療材料費	×××		
(3) 医療消耗器具備品費	×××		
(4) 給食用材料費	×××	×××	
2 給与費			
(1) 給料	×××		
(2) 賞与	×××		
(3) 賞与引当金繰入額	×××		
(4) 退職給付費用	×××		
(5) 法定福利費	×××	×××	
3 委託費			
(1) 検査委託費	×××		
(2) 給食委託費	×××		
(3) 寝具委託費	×××		
(4) 医事委託費	×××		
(5) 清掃委託費	×××		
(6) 保守委託費	×××		
(7) その他の委託費	×××	×××	
4 設備関係費			
(1) 減価償却費	×××		
(2) 器機賃借料	×××		
(3) 地代家賃	×××		
(4) 修繕費	×××		
(5) 固定資産税等	×××		
(6) 器機保守料	×××		
(7) 器機設備保険料	×××		
(8) 車両関係費	×××	×××	
5 研究研修費			
(1) 研究費	×××		
(2) 研修費	×××	×××	
6 経費			
(1) 福利厚生費	×××		

(つづく)

表2-2（つづき）

(2) 旅費交通費	×××		
(3) 職員被服費	×××		
(4) 通信費	×××		
(5) 広告宣伝費	×××		
(6) 消耗品費	×××		
(7) 消耗器具備品費	×××		
(8) 会議費	×××		
(9) 水道光熱費	×××		
(10) 賃借料	×××		
(11) 保険料	×××		
(12) 交際費	×××		
(13) 諸会費	×××		
(14) 租税公課	×××		
(15) 医業貸倒損失	×××		
(16) 貸倒引当金繰入額	×××		
(17) 雑費	×××	×××	
7 控除対象外消費税等負担額		×××	
8 本部費配賦額		×××	×××
医業利益（又は医業損失）			×××
Ⅲ 医業外収益			
1 受取利息及び配当金		×××	
2 有価証券売却益		×××	
3 運営費補助金収益		×××	
4 施設設備補助金収益		×××	
5 患者外給食収益		×××	
6 その他医業外収益		×××	×××
Ⅳ 医業外費用			
1 支払利息		×××	
2 有価証券売却損		×××	
3 患者外給食用材料費		×××	
4 診療費減免額		×××	
5 医業外貸倒損失		×××	
6 貸倒引当金医業外繰入額		×××	
7 その他医業外費用		×××	×××
経常利益（又は経常損失）			×××
Ⅴ 臨時収益			
1 固定資産売却益		×××	
2 その他の臨時収益		×××	×××
Ⅵ 臨時費用			
1 固定資産売却損		×××	
2 固定資産除却損		×××	
3 資産に係る控除対象外消費税等負担額		×××	
4 災害損失		×××	
5 その他の臨時費用		×××	×××
税引前当期純利益（又は税引前当期純損失）			×××
法人税，住民税及び事業税負担額			×××
当期純利益（又は当期純損失）			×××

（髙田幸男：よくわかる病院会計の勘定科目．pp342-343，中央法規出版，2005[3]）より）

2）コストの定義

　また，「費用」と「原価」については，厳密に言えば，「費用」は損益計算上の用語であり，一定期間の収益との関連でとらえるコストとなり，「原価」は原価計算上の用語として，製品単価などの関連からとらえるコストとして定義されるが，一般的には「費用」は「コスト」「原価」などの言葉の定義が比較的あいまいに使用されている事例がみられることから，「コスト」という言葉の定義を整理してみる。

　まず一般的な「コスト」の定義をみると，①費用，経費，②商品の生産に要する費用，原価，と示される。

　また，櫻井は「原価(cost)とは，経営目的のために消費された経営資源の価値犠牲の貨幣的な測定値である」[1]とし，製品を製造するために必要な原価構成を分類したうえで，コストの概念を整理している。つまり，経済価値がないものや，経営目的のために消費されないものは原価にはならないわけである。

　さらに，病院原価計算要綱＊では，病院原価計算における原価について，「病院事業における診療給付にかかわらせて把握された用役または財貨（以下これを用役等という）の消費を貨幣価値的に表したもの」と定義し，その本質を以下の4点に整理している[4]。

①原価は経済価値の消費である。病院の事業としての活動は，診療給付を目的とし，診療給付を行うために必要な用役等すなわち経済価値を消費する過程である。原価とは，かかる事業の過程における価値の消費を意味する。

②原価は，病院事業における診療給付に転嫁される価値であり，その給付にかかわらせて把握されたものである。ここに給付とは病院事業の最終診療行為のみでなく，中間的給付をも意味する。

③原価は病院事業目的に関連したものである。病院事業の経営過程は，診療

＊1954年に日本病院協会から公表された。その後の日本の病院原価計算に対する実践や研究を行ううえで，基本的手法を示した。

給付のための価値の消費と生成の過程である。原価は，かかる過程に関して消費された経済価値であり，事業目的に関連しない価値の消費は含まない。
④原価は正常的なものである。原価は，正常な状態のもとにおける経営活動を前提として把握された価値の消費であり，異常な状態を原因とする価値の減少を含まない。

これらは，例えば通常は空気には経済価値がないので原価としてはならないが，医療用の酸素は経済価値があるので原価になりうるわけである。また，支払利息などは財務目的で発生した費用であり，病院の経営目的である医療サービスの提供とは区分されるため，原価とはならないことになる。さらに寄付金や偶発的事故による損失，固定資産除却損なども正常的な原価と認識されないことから，原価には含まないことになる。

一般的には，これらを除けば「費用」と「原価」は同義語として利用されていることが多いわけであるが，本書では損益計算上のコストを「費用」と定義し，原価計算上のコストを「原価」と定義する。

一方，これらのことから，労務費や材料費や経費などの費用を総称して「コスト」とすべきであるが，学会の抄録やいくつかの文献などにおけるコストに関する記述をみると，診療報酬点数の合計を「コスト」あるいは「総費用」などと述べている事例がある。例えば，「在院日数が短縮した結果，総コストは〇〇点から△△点に削減した」というような記述や，「〇〇に関する費用分析を行った結果，DPC/PDPSでは◎◎点に対して出来高では△△点であり····」といった記述，「〇〇検査と××検査のコストを比較した結果，〇〇検査のほうが△△点コストが多くなることが判明し····」といった記述などは，明らかに「収益」を「コスト」や「費用」と表現する事例である。これはおそらく，患者側からみた場合の入院費用という視点や，国民医療費というような視点から述べているものと思われるが，「コスト」という言葉をこのように使ってしまうと，本来とは正反対の意味を示してしまうことになるため，避けなければならない。

このように，収益・費用・利益の考え方について，基本的な定義を示して

使用しないと，原価計算データの解釈も全く異なったものとなってしまうため，注意が必要である。

3. 原価の構成と分類

1) 原価の要素と分類

　原価計算を定義するならば，「財貨を生産し，用役を提供するにあたり消費された(または消費されるであろう)経済財の価値犠牲を測定するための技術，概念の総称」[1]となる。

　そこで，原価計算は医療サービスの提供のために消費された，病院の経営資源を金額に置き換えて測定したものということになる。

　この原価を経営資源の消費の観点で整理すると，主に3つに分類することができる(**図2-2**)。

　まず，どのような経営資源を消費するかという点からは形態別分類として

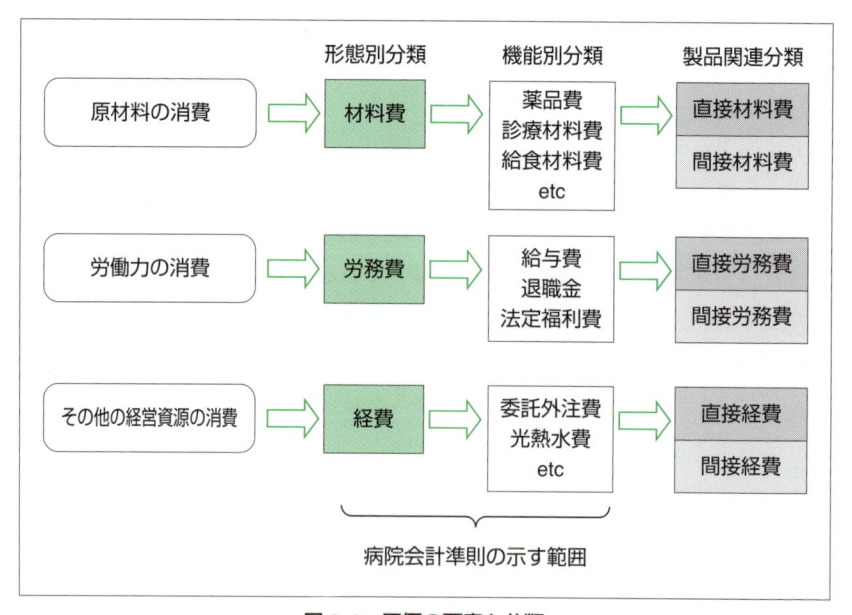

図2-2　原価の要素と分類

定義される．これは，原材料の消費による発生原価を材料費とし，労働力の消費による発生原価を労務費とし，それ以外の経営資源の消費による発生原価を経費として分類するものである．

次に，原価が経営上のどのような機能のために発生したかという点からは，機能別分類がある．これは，材料費の場合は主要材料費・補助材料費などに分類される．病院の場合は，診療材料費・薬品費・給食材料費などに分類することができる．また給与費の場合は，給与費・退職金・法定福利費などに分類する．経費は光熱水費やリース料など，勘定科目ごとに分類することになる．病院会計準則に従った損益計算書が作成されていれば，この機能別分類まで可能となるわけである．

さらに，製品関連分類として，生産される製品に対して直接認識される発生原価かどうかという分類がある．これは直接費と間接費に分類するものである．直接費と間接費は，一般的に形態別分類と組み合わせて区分される．

2) 原価の構成

そこで，製品やサービスとの関係に着目して原価を分類すると，**図 2-3** に示す構成になる．

一般の製造業でいえば，製品の元となる原材料を加工して製品を製造するわけであるから，この原材料は直接材料費として把握され，また製造に使われた労務費は直接労務費として把握されることになる．また，製造のために使用される外注加工費などは直接経費として把握されることになる．この直接材料費と直接労務費と直接経費を合計したものは製造直接費となる．

この製造直接費にあたる部分を部門別原価計算の例で考えると，診療各部門・最終原価集計部門の収益をあげるために直接利用された材料費・給与費・経費が，直接原価として把握されることになる．

この直接原価に対して，放射線部門や臨床検査部門などで発生するコストは，診療各部門に対してサービスを提供していることから，間接費としてとらえる．この直接原価に間接費を加えたものは，製造業の原価計算における製造原価に対応する部分となる．

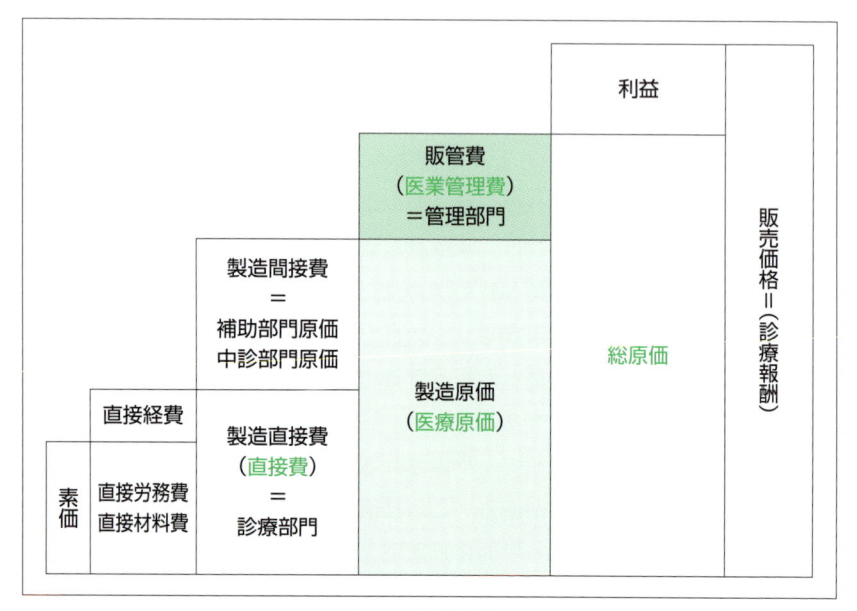

図 2-3 原価の構成

(櫻井通晴：管理会計. 同文舘出版, 1997[1] より改変)

　一方，一般企業では工場などで製造された製品は営業部門を通じて販売したり，広告宣伝を行ったりすることから，これらの活動に対して発生するコストは販売および一般管理費(以下「販管費」)として分類される。例えば同じ労務費でも，工場で製品を製造するためのものと，営業で発生する労務費では原価の区分が異なり，営業の労務費は販売費として計上されることになる。また，通信費，保険料，租税公課，役員報酬などは一般管理費として計上される。病院においては，主に管理部門で発生する原価がこの販管費にあたる部分となる。

　製造原価に販管費を加えたものは総原価となる。従来の部門別原価計算は，この総原価と収益との比較において各部門の採算性を評価する手法がとられてきた。しかし，どの部分の原価をもって部門原価とするのかによって，部門採算性の評価とそれに伴う経営管理のあり方も変わってくることから，この原価の構成を理解したうえで原価計算を行う必要があると思われる。

つまり，診療各部門の原価管理を行う場合，総原価を利用するときは，管理部門などが提供するサービスの代価は診療各部門が負うべきであるという理論的背景による管理を行うことになる。一方，この方法では販管費や間接費は診療各部門に配賦されるため，この配賦基準の妥当性が問題となる。また，診療各部門からみると，総原価のなかには管理可能な原価と管理不可能な原価が混在していることになるため，総原価による部門評価に対する妥当性の問題点も考えられる。したがって，どの原価を利用してどのような原価管理を行うかということを理解したうえでこれらを利用しなければならないわけである。

このため，病院会計準則に基づく総原価について，製造直接費部分を「直接費」，製造原価部分を「医療原価」，販管費部分を「医業管理費」として，対象となる原価の範囲を区分し，定義したうえで原価計算を実施する必要がある。そして，原価情報を提供する場合には，その対象と範囲を明確に説明したうえで使用することが重要であると考えられる。

3）変動費・固定費

また，原価をさらに別の角度から分類すると，原価の特性に着目した変動費・固定費という分類も行うことができる。

固定費は売上高の増減に関係なく，一定の原価が発生するものである。減価償却費などが典型的な固定費となる。これは，売上の有無にかかわらず毎月一定額の費用が発生することから，製品やサービス単位で考えると，できるだけ多くの製品やサービス提供を行うことで，単位あたりのコスト負担は減少することになる。例えば，毎月100万円の賃料の支払いが発生する場合を単純に考えると，当該月の製品販売が100個であれば1個あたりの固定費負担は1万円だが，1,000個販売すれば1個あたりの固定費負担は1,000円となる。このように，固定費はその発生は固定であるが，コスト負担を考えると売上高によって単位あたりの負担額は変動する。開店休業では固定費は賄えないのである。つまり，適正な固定費のなかで，最大の売上高を目指すことが固定費管理の重点ポイントとなる。

変動費は，売上高の増減に比例して変化する原価である。材料費などが典型的な変動費として位置付けられる。売上が増えるとその分変動費も増加するため，この増加をコントロールするためには，単価を抑えることと無駄な使用を控えることである。売上につながらない仕損となる場合を原価に含めるかどうかは，その発生量や頻度によって異なるが，いずれにしても無駄な使用を控えることでそのリスクは回避できる。また，単価を抑える場合はその品質とコストを吟味し，適正な品質確保のうえで最も低価となることを目指すことが変動費管理の重要ポイントとなる。

　固定費・変動費は，さらに細かく分類すると，固定費と変動費の中間に位置する原価として，準固定費や準変動費も考えることができる。準固定費については，一定の売上高に対しては固定的であるが，一定額を超えた増減に対して変化し，しばらくはまた固定化するような原価と考えられる。また準変動費については，売上高がゼロの場合でも一定の原価が発生するが，売上高の増加とともに比例的に増加するような原価と考えられる。光熱水費や電話代などがこれらの原価に相当すると考えられるが，損益分岐点分析を行う場合，これらの準固定費や準変動費は固定費や変動費のいずれかとみなして処理するのが実務的である。

　これらのほか，原価は「実際原価」「標準原価」として分類する場合もある。「実際原価」は，製造に対して実際に費やした原価を示すものである。これに対して，「標準原価」は，科学的手法で設定した達成目標となるべき規範原価である[5]。

　その設定においては，技術的に達成可能な最大操業度のもとにおいて，最高能率を表す最低の原価である「理想標準原価」，良好な能率のもとにおいて，その達成が期待されうる原価である「現実的標準原価」，将来における財貨の予定消費量と予定価格をもって計算した原価である「予定原価」など[6]が用いられる。実務的には，現実的標準原価を用いる場合が多いが，いずれにしてもその定義を明確にしたうえで設定する必要がある。

　また，原価の集計範囲による分類では，材料費・労務費・経費のすべてを集計したものは「全部原価」として分類され，このうちの一部を原価の範囲

として集計したものは「部分原価」として分類される。

● **演習 1**

下記の項目について，医療原価となる項目は 1，医業管理費となる項目は 2，非原価となる項目は 3 を記入せよ。また，医療原価となる項目については，材料費・労務費・経費の内訳に分類せよ。
① 病棟で使用される医薬品費
② 手術室の減価償却費
③ 病院が支払う法人税・住民税
④ 経営企画室職員の給与費
⑤ 入院患者に提供される食事に使用される食材費
⑥ 支払利息
⑦ 外来看護師の給与費
⑧ 病棟で使用するプリンターのトナー代
⑨ 総務課で使用するパソコンの保守料
⑩ 薬剤師の社会保険料の病院負担分

(解答は 63 ページ)

4. 原価計算の目的

1) 原価計算の目的の明確化

① 病院会計の原価計算の目的

　原価計算の目的として，岡本[7]は財務会計目的と管理会計目的に整理し，財務会計目的については公開財務諸表作成目的とし，管理会計目的については経常的目的と臨時的目的に整理したうえで，経常的目的として業績評価を通じた利益管理や原価管理という目的，臨時的目的として構造的意思決定と業務的意思決定とに区分される経営意思決定目的とに分類されるとしている。このことから，原価計算は原価を計算する手法ではあるが，それ自体が目的ではなく，企業の経営管理に不可欠な経済的情報を提供することがその

目的であると考えられる。したがって，経営管理上求められる目的に応じた原価情報の提供をするためには，上記の分類を踏まえ何のために原価計算を行うのか，といった原価計算の目的を明確にする必要がある。

　また，企業会計における財務諸表の作成，製品の価格決定，原価管理，予算管理，意思決定の5つの目的のうち，病院においては，財務諸表作成目的や価格決定目的は不要となっている。したがって，病院における原価計算の目的は，原価管理，予算管理，意思決定といった，いわば経営管理目的が中心となる[8]。

　これは，病院が診療報酬という公定価格であることから，原則的には価格決定目的は不要であるということであり，また，工場のように製品を製造してそれを販売するといった事業形態でないため，製品管理や仕掛品管理が存在しないことや，病院の提供するサービスは，製造と販売が同時に発生するため，製造原価明細書などで製品製造原価を明確にし，売上原価に記述する，という概念がないことなどから，財務諸表作成目的が不要であるということであると考えられる。

　これに加えて，病院は商品売買取引を中心とした事業形態でもないため，商品の仕入れ，販売，在庫といった売買取引を記録し，売上原価を損益計算書に表すというプロセスが材料費などの部分に限られており，しかも病院会計準則においてもこれを売上原価として表示していないこともその理由の1つとして考えられる。

　これは病院会計準則において，損益計算書原則の損益計算書区分に，「損益計算書には，医業損益計算，経常損益計算及び純損益計算の区分を設けなければならない。(1)医業損益計算の区分は，医業活動から生ずる費用及び収益を記載して，医業利益を計算する。(後略)」とあり，この注解として「医業において，診療，看護サービス等の提供と医薬品，診療材料等の提供は，ともに病院の医業サービスを提供するものとして一体的に認識する。このため，給与費，材料費，設備関係費，経費等は医業収益に直接的に対応する医業費用として，これを医業収益から控除し，さらに本部会計を設置している場合には，本部費配賦額を控除して医業利益を表示する」[9]とあること

が，その根拠と考えられる。

　つまり，この規定によって，病院会計準則は，売上高から売上原価を控除して売上総利益を表示し，さらにここから販売費や一般管理費を控除して営業利益を表示する形式ではなく，収益に対応する総費用を一括控除する形式になっているのである。

　このことが，これまでの病院原価計算において，総原価が原価の範囲として用いられてきた背景であると考えられる。

　ここで検討すべき課題として，例えば病棟の業績管理を行う場合，その目的に対して，対象となる原価の範囲をどこに置くべきか，ということが考えられる。

　病棟別の業績管理目的で原価計算を行う場合，最終原価対象は病棟になる。したがって，病棟という原価対象に対して，直接的に把握される診療材料やその病棟で勤務する従業員の給与費などは直接原価になる。一方，その病棟に対して直接的に把握できない原価については，製造間接費として認識される。例えばその病棟から検査オーダーが出て，検体検査部門で検査が行われた場合は，検体検査部門を介して原価が発生するため，その病棟にとっては間接費として把握することになる。

　病院会計準則に則って原価計算を行うならば，収益に対する総費用を計算することになるため，**図 2-3** で示される総原価を計算することになる。一方で医療原価を計算の範囲として，この段階の採算性を用いて業績管理を行う，という方法も考えられる。さらには，直接費のみを使用して業績評価を行うことも可能である。

　業績管理や各部門の業務改善などを目的とした原価計算の場合，総原価を用いて原価情報を各部門にフィードバックすると，各部門にて管理不可能な原価が含まれるため，各部門の実態や実感と乖離した報告となるおそれがある。またこの場合，各部門のモチベーションに対してマイナスに作用するおそれもある。このため，業績管理目的で原価計算を行う場合は，**図 2-3** に示した医療原価を原価の範囲とすることが実務的であると考えられる。同様に，業務改善目的で原価計算を行う場合は，直接費を原価の範囲とすること

が実務的であると考えられる。

②原価計算の目的に応じた原価の範囲

　このように，病院原価計算を実施するにあたり，その目的に応じて原価の範囲を明確化することが，実務上重要となる。つまり，診療報酬点数を決めるような政策的意思決定や，病院全体の原価構造を分析するような目的の場合は，総原価を原価計算の範囲とすべきであるが，現場に近い意思決定や業績管理・業務改善などを目的とする場合には，前述のように計算対象とする原価の範囲を変えることにより，病院における原価計算は，経営管理ツールとしてよりダイナミックに活用することが可能となるのである。

　このためには，病院会計準則に基づく総原価について，製造直接費部分を「直接費」，製造原価部分を「医療原価」，販管費部分を「医業管理費」として，対象となる原価の範囲を区分し，定義したうえで原価計算を実施する必要がある。そして，原価情報を提供する場合には，その対象と範囲を明確に説明したうえで使用することが重要であると考えられる。

　では，直接費や医療原価，医業管理費について，その認識や区分はどのように行えばよいのだろうか。

　この認識や区分で重要となる点の1つとして，病院の組織図がある。

　病院でよくみられる組織図は，**図2-4**に示すように職能別組織となっている。この場合，診療科別原価計算や部門別原価計算の最終原価単位となる診療科や病棟などの部門に対して，これらを支援する補助部門として検査室や放射線部門，薬剤部門などの診療補助部門だけでなく，事務部門も補助部門として位置付けられ，これらの原価がすべて最終原価単位に配賦されることになる。つまり，これにより総原価が原価計算の原価対象となるのである。比較的規模の小さい病院などでは，補助部門の役割と管理部門の役割が分離されていない場合もあるため，総原価を用いることが実際的，合理的であることが想定される。しかし，規模が大きい病院や，その事業範囲が多岐にわたるような場合は，補助部門の役割と管理部門の役割は明確に分離されているため，これを補助部門として一体で配賦するのではなく，管理部門のコストについては，医業管理費として別管理すべきではないかと考えられ

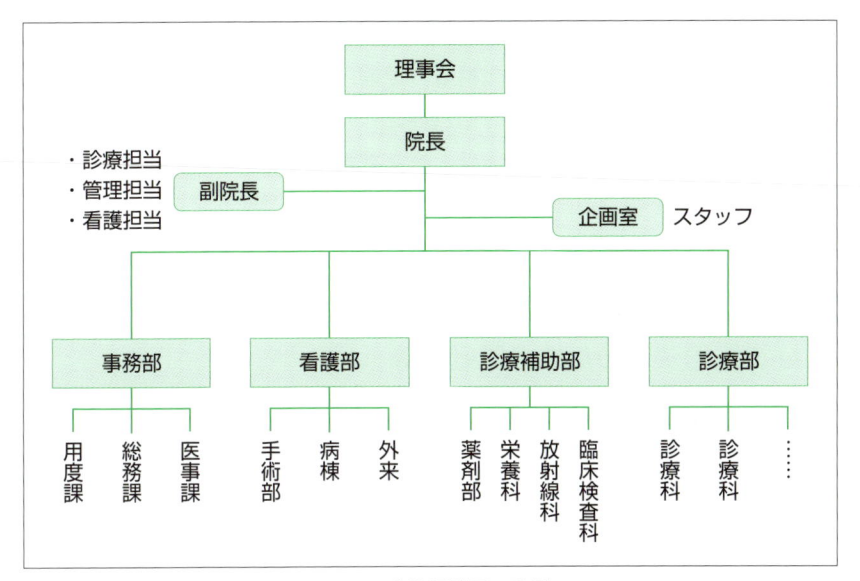

図 2-4　病院組織図の事例

（髙橋淑郎：変革期の病院経営．p49，中央経済社，1997[10]より改変）

る。

　つまり，原価の範囲の決定は，組織図とともに，病院が行う事業をどのように管理する必要があるか，といった認識を明確にすることが必要なのである。そのうえで，医業管理費の部分と医療原価の部分は，明確に原価を区分して計算する必要があると考えられる。

　このように，病院原価計算は，病院の組織のあり方や事業形態を踏まえ，原価計算の目的を明確化することで，計算すべき原価の範囲やその体系をしっかりと定義したうえで部門設定などを行う必要がある。

　また，原価計算の目的は，一般企業で多くみられるような，財務会計と結びついて，損益計算書の売上原価や貸借対照表の仕掛品や原材料などの流動資産の価額を確定するために行うという，経常的に行われる原価計算制度としての目的と，これらの複式簿記の枠外で特別な目的のために行う特殊原価調査としての目的に分類することもできる。

　一方，荒井[11]はインタビュー調査を通じて，病院における部門別原価計

算の目的として，①職員の原価管理(経営管理)意識の向上，②部門別採算把握・損益分岐点分析，③部門原価構造の把握，分析による業務改善，④部門別予算設定の基礎資料，⑤業績評価(各部門の努力評価)，⑥各部門の器材設備の購入評価，⑦長期的な経営方針・経営計画の策定というように，多様な目的があることを明らかにしている。

そこでこれらを踏まえ，経営意思決定目的と採算把握目的を事例に，そのポイントを整理してみる。

2) 経営意思決定のための原価計算

経営意思決定を目的とした原価計算を行うためには，原価計算によって算出されたデータが意思決定にとって有用でなければならない(意思決定有用性)。すなわち，経営意思決定を行うという目的に対して適合した形で情報が提供されなければならないわけである(目的適合性：relevance)。もし，原価計算データが経営意思決定に利用できないものであるならば，それは役に立たないだけではなく，病院運営に対してかえって有害な情報となってしまうおそれすらあることになる。なぜならば，本来採算が取れている部門を赤字部門であると報告してしまうというように，間違った情報を提供することで経営判断を誤らせ，病院内に混乱を生じさせてしまう可能性があるからである。

したがって，原価計算はデータの信頼性も求められることになるわけである。とはいっても，精度の高い分析を行うために長い時間をかけてしまうと，経営意思決定にとっては古いデータとなってしまい適時性から外れてしまう。逆に適時性を重視するあまり，精度の低いデータを報告しても，前述のように経営判断を誤らせてしまうことになる。

ただし，病院経営者からみるとこの適時性と信頼性は両方不可欠なものであることから，情報技術の適用や，費用および人員の投入量などのバランスを考慮したうえで，原価計算の精緻化・洗練化を図る必要がある。

3) 採算性把握のための原価計算

　採算性を把握する目的で原価計算を行う場合，損益分岐点分析が用いられる。またこの分析を行う前提として，原価を固定費と変動費に区分することが不可欠となる。

　損益分岐点分析は，原価と収益が分岐する点，すなわち利益がゼロになる状態（損益分岐点）を算出するための分析のことである。この損益分岐点を明らかにすることで，一定の原価に対してどのくらいの売上高が必要か，あるいは一定の売上高で利益を出すためのコスト構造はどのようなものか，といった分析を行い，利益予測や利益計画を立てることができる。このため，損益分岐点分析を通じて原価・操業度・利益の関係を分析することから，CVP 分析（Cost-Volume-Profit analysis）と呼ばれることもある。

　この損益分岐点分析は，操業度と固定費・変動費との関係から，売上高－変動費－固定費＝利益と考え，利益＝0を損益分岐点とする。この損益分岐点を明らかにすることで，利益を出すために必要な売上高が定量的に把握され，その対策を具体的に検討することが可能となる。損益分岐点を算出するための式は，固定費÷{1－(変動費÷売上高)}となり，これを図に表すと，図 2-5 のようになる。

　この図は，横軸に売上数量，縦軸に金額をとり，給与費など，売上数量の増加に関係なく固定的に発生する固定費は横軸に平行に表すことになる。また，変動費は単価×個数に分解して考えることができるが，売上高についても，売上高＝売上単価×売上数量であることから，売上数量の増加に対応して変動費の個数も増加して計算されるため，右肩上がりの直線で表される。原価の合計は固定費＋変動費であるため，これを積み上げた線が原価合計の線となる。一方，原価と売上高との関係において，目盛の尺度を同一として作図すると，原価合計が売上高と一致する点，つまり売上高－原価＝0となる点が損益分岐点となる。損益分岐点図において，売上高がこの損益分岐点より右側に行けば，売上高は原価合計よりも大きくなるため黒字となり，反対に左側に行けば赤字を示すことになる。

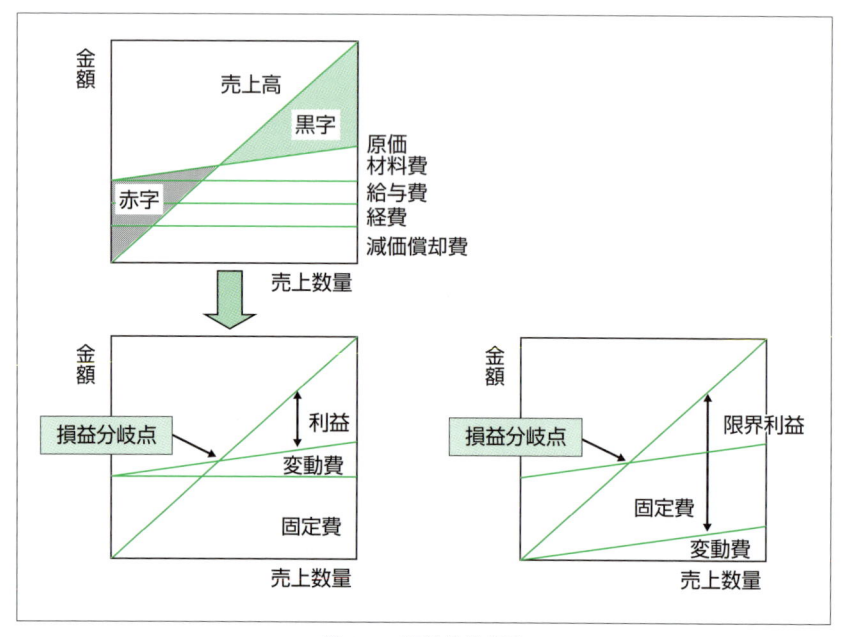

図 2-5　損益分岐点図

　さらに，**図 2-5** の右側に示すように，固定費と変動費を反対にして作図することで，売上高−変動費＝固定費となる点が損益分岐点となることがわかる。また，売上高−変動費＝貢献利益(限界利益)なので，限界利益が固定費を下回ると赤字となり，上回ると黒字となることを表している。つまり，いかに貢献利益によって固定費をカバーできるか，ということが重要となる。病院の場合，固定費が大きいコスト構造であることから，この固定費の管理をいかに行うかが重要な経営課題となることがわかる。
　一方，この損益分岐点を他の手法で分析することもできる。それは，**図 2-6** に示すように，損益分岐点を要素分解して考える方法である。
　ここでは，売上高を PQ とし，そこから変動費(vPQ)を除いたものを付加価値(mPQ)とし，mPQ から固定費(F)を除いたものを利益(G)と定義している。この関係から，損益分岐点は mPQ＝F ということになる。すなわち，これは**図 2-5** の右側で示した損益分岐点の考え方と同一であることがわか

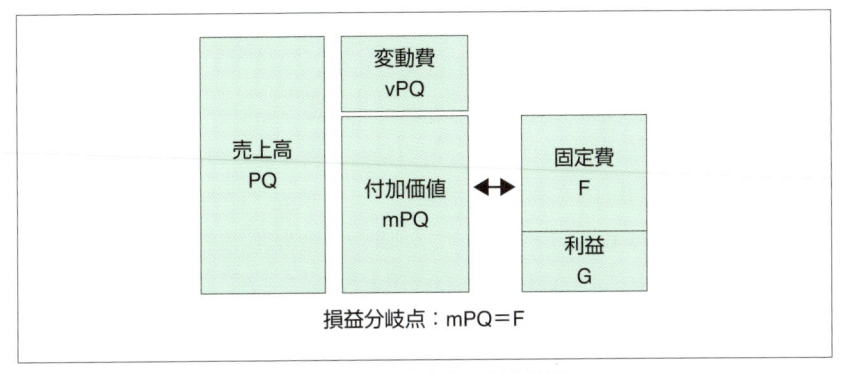

図2-6 損益分岐点の要素分解
(協和醱酵工業（株）：人事屋が書いた経理の本，p48，ソーテック社，1978[12]）より改変)

る。つまり，ここで「付加価値」と定義されているmPQは，損益分岐点分析では「限界利益」「貢献利益」と定義されているものと同一である。

これをさらに展開すると，損益分岐点はF÷mPQ＝1になるため，F÷mPQ＜1なら黒字，F÷mPQ＞1だと赤字ということになる[12]。この，固定費と付加価値の関係からも，いかに固定費を小さくするか，または付加価値を大きくすることが必要か，ということがわかる。

この付加価値(mPQ)は，単価あたり付加価値(mP)×個数(Q)に分解できるため，付加価値を大きくするためには，売上単価を高くするか，変動費を下げて売上単価あたりの付加価値を大きくするか，売上数量を多くするといった戦略を検討する必要がある。また，固定費を小さくするのはコスト削減や無駄な投資を抑えるといった戦略が必要であるが，固定費を中長期の先行投資として計画的に行うことで，利益の向上に寄与する，という方法も考えられる。

一方，この計算式から，売上高(PQ)と変動費(vPQ)とを比較して，PQ＜vPQの場合，売上が上がれば上がるほど赤字が増えることになるため，赤字のなかでも深刻な赤字であることがわかる。つまり，そもそも変動費をカバーできない価格設定は成り立たないのである。病院の場合，材料費などの変動費部分はあまり大きくないことから，このリスクは小さいといえ

るが，材料などの変動費が診療報酬点数よりも高くなっていることがある場合は，材料の見直しなどの対策が不可欠となる。

　例えば，ある検査機器を購入すべきかどうかについて，この事業計画を予算化するために原価計算を行う場合を想定してみる。この検査機器による1回あたりの検査収益（P）を90,000円とし，この検査1回あたりの材料費（変動費）額（vP）を74,000円とする。この場合，検査1回あたりの限界利益（mP）は90,000円－74,000円＝16,000円となる。一方，この検査にかかる1年間の固定費（減価償却費など）（F）が800,000円とする。損益分岐点（mPQ＝F）から展開して考えると，Q＝F/mPとなることから，損益分岐点となる年間検査件数（Q）は，800,000円÷16,000円＝50件となる。つまり，この検査機器を購入した場合，利益を確保するためには，年間50件以上の稼働が必要となるのである。このことから，1カ月では4～5件の需要がある検査かどうか，ということがこの検査機器購入の経営意思決定に際して，財務面でのポイントとなることがわかる。

　このように，損益分岐点を要素分解することで，経営戦略立案への活用が可能となるのである。

●演習2

①あなたの病院の外来診療単価を10,000円，外来患者1名あたりの変動費を2,500円，固定費を750,000,000円とする。外来における損益分岐点売上患者数は何名か。

②上記の場合の，損益分岐点を求めよ。

③上記の場合に加え，次年度は外来看護師の3名増員の要求が出された。この場合，看護師の給与費＝固定費とし，看護師1名あたりの年間給与費を5,000,000円とすると，損益分岐点はいくらになるか。

④次年度の入院部門の収益予測をみると，2,000,000,000円であったが，変動費は800,000,000円，固定費は1,400,000,000円であり，次年度入院部門の損益予測は200,000,000円の赤字となってしまった。この場合10,000,000円の利益を出すためには，入院収益をいくらにしなければならないか。

（→解答は64ページ）

5. 原価計算の種類

　一般的には，原価計算の種類はその目的に応じていくつかに分類される。
　まず，すでに述べたように，「原価計算制度」として，確立されたルールに従い財務会計と結びつけるために行われるものと，必要性に従い，特定の原価概念を用いて原価計算を行う「特殊原価調査」に分類される。
　また，製品の製造に対して発生したすべての原価を計算するものは「全部原価計算」と呼ばれ，売上高から集計されたすべての原価を差し引いて損益を計算する。これに対して，原価を変動費と固定費に区分して算出するものは「直接原価計算」と呼ばれ，限界利益などによる管理のために行われている。
　その他，「見積原価」や「標準原価」を利用した「見積原価計算」「標準原価計算」と製造後の原価を使用する「実際原価計算」といった種類にも分類することができる。
　一般的な原価計算の種類は上記のような分類でされるが，病院で行われる原価計算としては，これ以外に独自に分類することができる。

1）部門別原価計算

　これは，看護単位別原価計算ともいわれ，主として外来部門は科別に部門設定し，入院部門は病棟別（看護単位別）に部門設定して行う原価計算である。部門管理を行ううえで有効なデータ算出が行える。
　部門別原価計算は，院内の各部門の管理者に対して原価情報を提供する。このような部門ごとの原価管理は一般的に「責任会計」と呼ばれ，各部門は「責任センター」として分類される。これはさらに原価の発生に対して責任を負う「原価センター」と，原価のみならず利益に対しても責任を負う「利益センター」として主に区分される。これらのセンターの原価については，管理可能費用と管理不可能費用に区分して管理することや，固定費と変動費に区分して損益分岐点分析を行うなどの方法を通じて経営管理を行うことになる。

組織規模が大きい病院の場合，事業単位で部門を設定し，事業別に原価計算を行う「セグメント会計」を実施する場合もある。この場合，部門別原価計算は各セグメントの下に部門を設定し，原価計算を行うことになる。

2) 科別原価計算

　これは外来部門も病棟部門も科別に部門設定を行うものである。病棟の構成が単一病棟の場合は部門別原価計算イコール科別原価計算となるが，混合病棟の場合，収益は科の分離が可能であるが，原価を科別に分離することが難しい。科別の直接材料費をモニタリングできるようなシステム構築や，標準作業時間に基づく等価係数を用いて病棟看護師の労務費を科別に計上するしくみなどが必要となる。

3) 行為別原価計算

　診療行為について，そのコストを計算するときに行う。この行為別原価計算により診療行為別の採算性を調査し，原価割れの場合にはその原因の確定と改善策を実行することができる。

　例えば，高額な診療報酬点数の手術を行っているとしても，その採算が取れているとは限らない。そこで行為別原価計算を行い，もし採算割れをしていた場合，その原因が手術材料の使いすぎであれば材料の使用方法を改善する策を実行することになるし，時間がかかりすぎることで給与費がかさんでいるのであれば，手術室の効率的な運用を検討するなどの対策を講じることになる。また，新規手術器具を導入した場合に手術の採算性がどのように変化するかなどのシミュレーションも行うことができる。

　このように，行為別原価計算を行うことにより，業務の効率的な運営方法に関する指標を作ることができる。

4) 疾患別原価計算・患者別原価計算

　これは，疾病ごとの採算性を計算するものであり，特にDPC/PDPSに対応した疾患別原価計算が求められている。このDPC/PDPSに対応した原価

を算出するためには，患者別に原価計算を行わなければならないことから，疾患別原価計算は患者別原価計算をもとにDPC別に原価を集計したものと言える。

　患者別に原価を計算するということは，最終原価単位となる原価対象を患者とするため，材料費などの直接費を患者単位に把握する必要がある。例えば，薬剤の流れを考えると，患者単位のオーダー情報はオーダリングシステムがあれば把握でき，医事請求情報は医事システムで把握できるものの，これらは必ずしも患者に使用した薬剤のすべての情報を表しているとは言えない。患者に使用した薬剤のすべての情報はカルテに記載されているが，オーダリングシステムや医事システムでは肝心の使用情報は把握できず，この部分は紙媒体となっているため，これらのシステムでは患者単位の使用情報を把握することは非常に困難を伴う。また，部門別原価計算であれば，どの病棟にいくら払い出されたか，という視点で原価を把握するが，患者別原価計算の場合は，その病棟に払い出された材料をどの患者にいくら使用したか，というように詳細に原価を把握しなければならない。このため，物流システムや電子カルテシステムなどを駆使して，倉庫から払い出された薬剤や診療材料が，いつどこでどの患者に使用されたか，という情報を抽出しなければならないのである[13]。

● 演習1の解答

下記の項目について，医療原価となる項目は1，医業管理費となる項目は2，非原価となる項目は3を記入せよ。また，医療原価となる項目については，材料費・労務費・経費の内訳に分類せよ。
1. 医療原価
　　材料費　①病棟で使用される医薬品費
　　　　　　⑤入院患者に提供される食事に使用される食材費
　　労務費　⑦外来看護師の給与費
　　　　　　⑩薬剤師の社会保険料の病院負担分
　　経　費　②手術室の減価償却費
　　　　　　⑧病棟で使用するプリンターのトナー代

2. 医業管理費　④経営企画室職員の給与費
　　　　　　　⑨総務課で使用するパソコンの保守料
3. 非原価　③病院が支払う法人税・住民税
　　　　　⑥支払利息

● 演習2の解答

① 損益分岐点売上患者数を X とすれば，BEP は利益ゼロの点であるから，次のように算定される。
　10,000X＝2,500X＋750,000,000＋0
　(10,000－2,500)X＝750,000,000
　7,500X＝750,000,000
　X＝100,000

② BEP 算出の公式に当てはめる。BEP＝Y とすると，
　Y＝固定費÷{1－(変動費÷収益)} だから，
　Y＝750,000,000÷(1－2,500÷10,000)
　　＝750,000,000÷0.75
　　＝1,000,000,000

③ 固定費は年間5百万円×3名＝1千5百万円の増加となる。したがって，
　Y＝(750,000,000＋15,000,000)÷(1－2,500÷10,000)
　　＝765,000,000÷0.75
　　＝1,020,000,000

④ 目標利益を達成するための売上高は，目標利益を固定費の増加と同じように扱えばよい。したがって，
　目標利益収益 Y＝(1,400,000,000＋10,000,000)÷{1－(800,000,000÷2,000,000,000)}
　　＝1,410,000,000÷0.6
　　＝2,350,000,000

となり，1千万円の利益を確保するためには，目標収益20億円に対して，年間3億5千万円の増収策が必要となる。あるいは，収益の増加が見込めない場合は，固定費を11億9千万円までに削減するか，変動費を5億9千万円までに削減しなくてはならない。

文献

1) 櫻井通晴：管理会計．同文舘出版，1997

2) 新日本監査法人医療福祉部（編）：病院会計準則ハンドブック．p3，pp14-16，医学書院，2005
3) 髙田幸男：よくわかる病院会計の勘定科目．pp342-343，中央法規出版，2005
4) 杉山幹夫，石井孝宜：新版医療法人の会計と税務．p535，同文舘出版，1997
5) 岡本　清：原価計算　六訂版．p27，国元書房，2000
6) 黒川　清，尾形裕也（監）：医療経営の基本と実務　下巻［管理編］．pp172-173，日経メディカル開発，2006
7) 岡本　清：原価計算　六訂版．pp5-6，国元書房，2000
8) 相田俊夫，他：今後の病院経営における原価管理をどうするか．病院 69：112-118，2010
9) 新日本監査法人医療福祉部（編）：病院会計準則ハンドブック．pp117-118，医学書院，2005
10) 髙橋淑郎：変革期の病院経営．p49，中央経済社，1997
11) 荒井　耕：病院原価計算—医療制度適応への経営改革．p81，中央経済社，2009
12) 協和醗酵工業（株）：人事屋が書いた経理の本．pp48-57，ソーテック社，1978
13) 渡辺明良：患者別原価計算の手法．医療アドミニストレーター 1：76，2010

第2部

病院原価計算の実務

第 3 章
部門別原価計算の実務

【概要】 ここでは，原価計算のしくみについて，その理論的背景と実務上の作業手順について述べる。特に，部門別原価計算に焦点を当て，病院における手法について考える。

キーワード

部門設定，収益表，タイムスタディ，配賦基準，部門共通費，補助部門原価，中央診療部門原価

1. 原価計算の基本的しくみ

　まず，一般的な原価計算のしくみを整理して，これを病院の原価計算に当てはめてみる。通常の原価計算においては，第1段階として，財務会計から労務費や材料費や経費というように費目別の原価を集計する「費目別計算」を行い，これを製品との関連から直接原価と間接原価に区分する。次に，これらの原価がどこで発生したかという観点から部門別に原価を集計する。さらに，これらの原価を製品別に計算することになる（**図 3-1**）。

　具体的には，製品の製造に対して，直接発生する材料費や労務費や経費を直接費として認識し，仕掛品原価に投入するとともに，製造間接費については部門別計算を通じて仕掛品原価に投入され，製造により完成し製品原価として認識される。そして，製品の売上高とリンクした製品原価が把握され，財務諸表の売上原価として計上されることになる（**図 3-2**）。

　特に，製造間接費の部門計算については，**図 3-3** にあるように，各部門

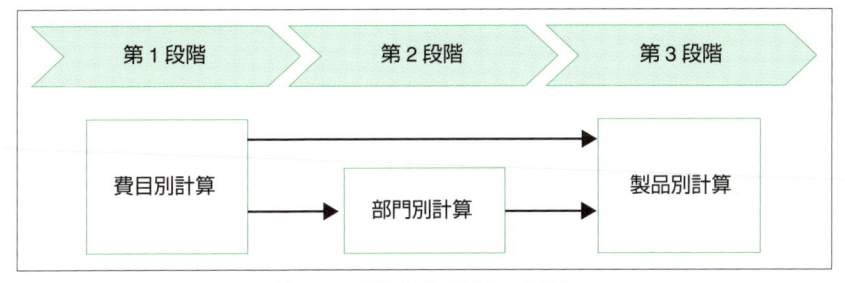

図3-1　部門別原価計算の手続き

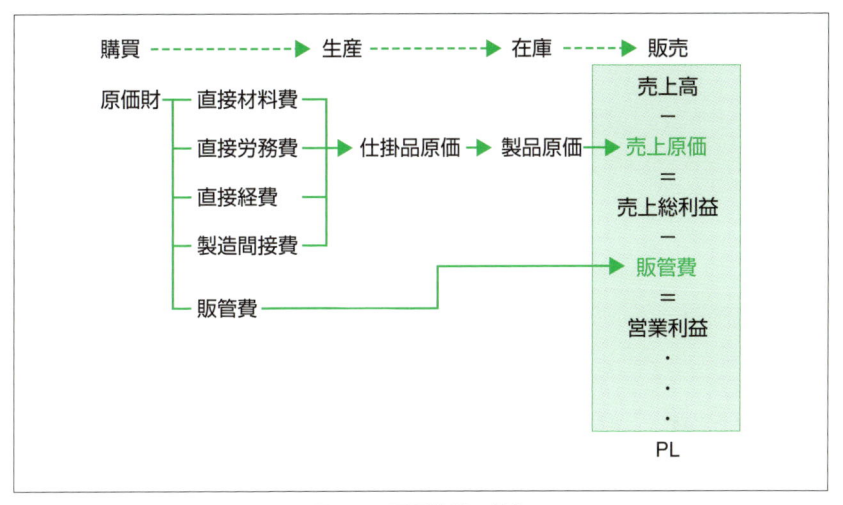

図3-2　原価計算の流れ
(岡本清：原価計算　六訂版. 国元書房, p18, 2000[1] より改変)

で直接把握できる原価は部門個別費として直課し，複数部門に及ぶ共通した原価については部門共通費として認識したうえで，配賦基準を用いて各部門へ配賦される。これにより部門原価が認識され，ここから各部門が製品に対して提供した原価を認識することになる。

一方，病院の場合，医療サービスの提供は製品として在庫することができないわけであり，生産と消費が同時に発生するというサービス業としての特徴から，一般的な製造業の原価計算とは異なる方法によって原価計算を行う

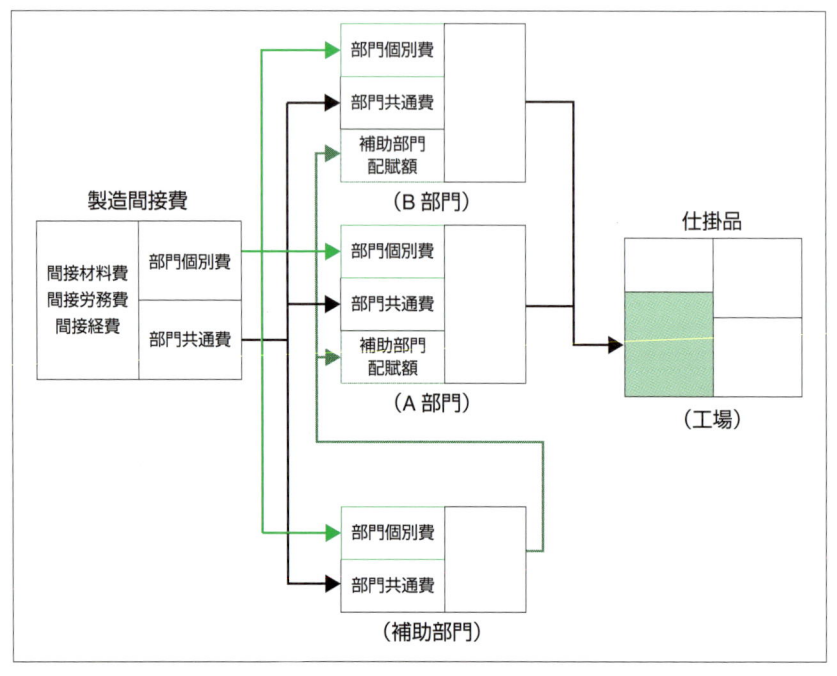

図 3-3　製造間接費の勘定連絡図

ことになる。

　病院原価計算においては，第1段階の費目別計算において，原価を材料費や給与費，経費といった形態別に分類することから始まる。病院会計準則に基づく損益計算書を作成しているのであれば，材料費や給与費，設備関係費，委託費，経費といった形態別分類までは完了していることになる。

　ただし，第2章で述べたように，部門別原価計算の目的を各部門の業績評価として考えた場合，このなかから医業管理費として認識される部分を差し引く必要がある。

　この段階で医業管理費と医療原価を区分しておかないと，販管費が各部門の原価に入り込んでしまうため，原価計算結果を各部門にフィードバックする際に原価の意味するところが不明瞭となり，せっかくの原価情報を活用できなくなってしまう。このため，この第1段階で医業管理費と医療原価を明

確に区分することは，重要な論点となる。

　例えば，材料費については診療部門で使用されているため，ほとんどすべてが医療原価として認識されるが，給与費については，管理部門の給与費は医業管理費として認識して差し引かなければならない。そのためには，給与費を部門別に把握する必要があり，人事課などで部門別に給与費が把握できるシステムの導入や運用が求められる。また，法定福利費や退職給付費用については，部門別の給与費割合などの基準によって配賦することも考える必要がある。

　同様に，設備関係費や委託費，経費についても，医業管理費に該当する部分はこの段階で差し引く必要があり，これを認識するしくみを構築しなければならない。例えば，人事給与システムのリース料や，管理部門の光熱水費などを医業管理費として差し引く，ということである。これは，費用計上の段階で負担部門コードを付けるなどの工夫により，直接認識することが望ましい。

　この区分を行ったうえで，部門別原価計算の手続きは第2段階に進むことになる。第2段階では前述の通り，医療原価について，最終原価単位である各部門に対して，直接費と間接費の認識を行い，間接費については部門個別費と共通費に区分したうえで，各部門だけでなく補助部門や中央診療部門に配賦することになる。

　これは，病院の医療サービスは，各部門で直接発生するものだけでなく，補助部門や中央診療部門での提供もあるため，この補助部門や中央診療部門のサービス提供原価を第2段階で認識しなければならないのである。

　この手続きを踏まえ，第3段階として，補助部門や中央診療部に部門計上された間接費を，最終原価単位である診療部門に配賦する。

　そこで，この原価計算の基本的しくみを踏まえ，病院の原価計算の具体的手続きについて考える。

2. 部門別原価計算の手続き

1）部門別原価計算実施のための準備作業

①経営トップの意思決定

　部門別原価計算を行うためには，まず原価計算調査を行うという方針を病院の経営トップが病院全体に示すことが重要なポイントとなる。

　病院の経営トップが「よい医療を行えば赤字になるのは当然であり，いちいち計算することはない」という考えや，「収支トントンであればよい」などという消極的な姿勢では，部門別原価計算を行う際に院内各部門の協力は得られにくく，またその結果得られる損益分岐点をはじめとしたデータも有効活用できない。病院の経営トップ自らが収支改善のための経営データを積極的に求める強い意志が必要であり，逆にいえばこの原価計算に対するトップの姿勢をみれば，その経営感覚も推し量れるとも考えられるのである。すなわち，病院の経営トップが原価計算によって得られる経営情報をどのように理解し，どのように利用したいのか，ということを明確にしておく必要がある。

②原価計算実施体制の構築

　部門別原価計算は特定部門で作業を行うことも可能であるが，その調査範囲が全病院に及ぶことから，調査を行うためのプロジェクトを編成する方法もある。

　例えば，収益の算出は，医事課や情報システム室などから担当者を選出することが適当であり，また原価の算出には経理課・用度課からのメンバーが必要である。さらに，業務量調査の担当として人事課が加わる場合もある。そして企画部門がプロジェクトを総括する，といった編成が想定される。

　プロジェクトの実施に当たっては，情報システムの利用により，電子カルテや部門システムから自動的に原価情報を抽出することが必要となる。また，電子メールやイントラネットの活用などにより，プロジェクトの作業時間や会議時間の大幅な短縮，作業場所の削減，データ精度の向上などを図る

必要もある。

一方，病院独自で原価計算システムを開発するのではなく，ソフトウェア会社の原価計算システムを利用する方法も考えられる。ただし，原価計算ソフトを利用する場合は，原価計算の目的に対応した計算が実施できるソフトを選択する必要がある。この選択を誤ると，高額なシステム投資が無駄になる危険がある。原価計算の担当者やプロジェクトメンバーには，これらの判断も求められるのである。

原価計算の実施体制は，作業コストとシステムコストを考慮したうえで構築しなければならないのである。

③部門の設定・調査票の設計

次に，部門別原価計算の調査票を作成する必要があるが，この際にポイントとなるのが部門設定の方法である。

前述の通り，部門別原価計算は入院部門を病棟別，外来部門を科別に部門設定する。これらの入院・外来の各診療部門は，部門別原価計算において最終原価集計部門として認識され，これらの各診療部門にすべての収益と原価を対応させることになる。この部門設定について，病院原価計算要綱では以下の分類が行われている[2]。

1. 主部門
   (1) 直接部門：外来診療部門・病棟部門
   (2) 間接部門：放射線・麻酔・手術・検査・リハビリ
2. 補助部門：セントラルサプライ部門・薬局部門・給食部門・洗濯部門・機関部門・保清部門・病歴室部門
3. 管理部門：庶務・業務(医事)・会計・用度・営繕・付帯事業
4. 研究部門

このうち，手術室や麻酔科をはじめ，放射線科・検体検査室・生理検査室・輸血室・心臓カテーテル検査室・内視鏡検査室といった検査室・リハビリ室のみならず，上記では補助部門として位置付けられている薬剤部・給食

部門や病理診断科など，主としてコメディカル部門を中心とした部門は中央診療部門として設定される場合が多い。これは，従来の出来高算定の診療報酬体系において，薬剤部門や給食部門については診療報酬の給付対象となっていたことから，各部署の採算性を把握するという点で，中央診療部門として設定されていたと考えられる。

また，補助部門は主部門が収益をあげるために必要なサービスを提供しているという観点から設定される。このため，医事課やMSW，放射線フィルム管理室などは補助部門として分類すべきと考える。

さらに，管理部門は病院の全体管理という観点から考え，人事や経理，総務，用度，環境整備などの機能を司る部門をこれに該当するものとし，これらの部門で発生する費用は医業管理費として，間接費の配賦対象から除外する必要がある。

ただし，これについては，比較的小規模な病院では，管理部門の機能が補助部門と一体的に運営されているなど，病院規模により組織体制が異なる場合がある。このため，組織体制の実態に沿って，管理部門を医業管理費として分離すべきか，補助部門に含めて医療原価として配賦すべきかを決定する必要がある。

このほか，従業員の教育や研究にかかるコストを分離して把握するために「教育・研究部門」として仮想部門を別途設定し，原価計算の対象から除外することも考えられる。これは，本来の診療にかかわる原価と，教育や研究にかかる費用を分離することで，診療本来の原価を計測するという意味と，病院として教育・研究にどのくらいの経営資源を投入しているか，ということを評価する意味があり，特に高度医療を提供している病院などではこのようなコストの評価の視点から，教育や研究に対する情報開示が求められるからである。なお，これらの研究部門や教育部門を「教育・研究センター」として組織的に独立させている事例もある。

一方，これらの部門を設定する際には，収益と原価の両方が確実に計上できるかということや，部門の規模をどのくらいで設定するか，といったことも検討する必要がある。例えば，一般検査室や生化学検査室・血液検査室と

表3-1 部門別原価計算の基本フォーマット

	主部門											補助部門	
	入院部門			外来部門			中央診療部門						医事課	病歴室
	A病棟	B病棟	…	内科	外科	…	放射線科	リハビリ	臨床検査	薬剤部	…		
収益	○○	○○	○○	○○	○○	○○	○○	○○	○○	○○	○○		
原価	××	××	××	××	××	××	××	××	××	××	××	××	××
損益	△△	△△	△△	△△	△△	△△	△△	△△	△△	△△	△△	△△	△△

いうように検査室ごとに部門を設定した場合，検査室ごとの原価が抽出できなければ検査室ごとの部門設定はできない．この場合は，「臨床検査部門」というように総括した単位で部門設定する必要がある．また放射線部門の場合も，一般撮影と造影，CT や MRI といった各種検査ごとに細かく部門を設定することも可能であるが，これも検査室と同様，個別に原価の抽出が必要となる．このように，部門の設定を細かくすればするほど複雑で多くの計算が必要になることから，はじめて原価計算を行う場合は，ある程度まとめた部門設定のほうが無難である．特に DPC 対象病院の場合，収益が包括されるため，中央診療部門の採算性の把握には，従来の部門別原価計算とは異なる手法を検討する必要がある．

このように，病院原価計算を行うためには，病院ごとに組織図や業務分担をもとに部門設定を行い，各部門のコストを算出できるようなしくみを作る作業が必要となるのである．

部門の設定を行った結果作成される，第1段階としての部門別原価計算調査票マトリックスは**表 3-1** のように設定される．

● 演習 3（ケーススタディ）

以下に架空の病院を設定し，この病院の部門別原価計算を行うことを想定する．

財団法人 A 病院は，病床数 200 床，4 病棟から構成され，診療科は内科・外科・整形外科・脳外科となっている．この病院の組織図は**図 3-4** のとおりである．

```
病院名：財団法人 A 病院
病床数：200 床
診療科：内科・外科・整形外科・
　　　　脳外科
病棟数：4 病棟（A・B・C・D）
組織図：
```

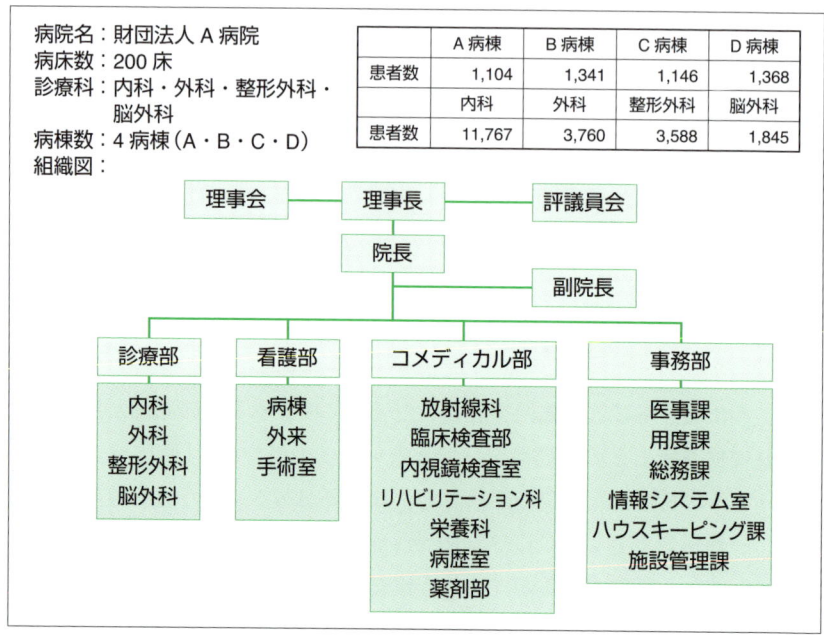

	A 病棟	B 病棟	C 病棟	D 病棟
患者数	1,104	1,341	1,146	1,368
	内科	外科	整形外科	脳外科
患者数	11,767	3,760	3,588	1,845

```
            理事会 ─── 理事長 ─── 評議員会
                        │
                       院長
                        │ ─── 副院長
   ┌────────┬──────────┼──────────────┬──────────┐
  診療部    看護部    コメディカル部    事務部
  内科      病棟      放射線科         医事課
  外科      外来      臨床検査部       用度課
  整形外科  手術室    内視鏡検査室     総務課
  脳外科              リハビリテーション科  情報システム室
                      栄養科           ハウスキーピング課
                      病歴室           施設管理課
                      薬剤部
```

図 3-4　A 病院の組織図

　あなたは，この病院の部門別原価計算を実施するプロジェクトのリーダーに任命されたとする。

　そこで，まず原価単位となる部門設定を行うことになった。部門を大きく分けて入院部門・外来部門・中央診療部門・補助部門・管理部門とした場合，各部門について，詳細な部門設定を示せ。

（→解答は 102 ページ）

2) 部門別収益の把握

　部門別原価計算において収益の把握は，入院は病棟別，外来は診療科別に行われる。特に入院収益を病棟別に把握するためには，算出ルールの設定が重要となる。

例えば，
①入院期間中に診療担当科が変更になった場合(転科)，通常のレセプト処理では最終診療科の収益として計上されることが多い。この処理のまま原価計算を行うと，本来の正確な科別収益がとらえられないことになる。そこで，収益データは日単位で計算し，病棟や科の移動があった場合は，日ごとに収益の計上先を変更できるよう，原価計算用にシステムを構築し，この定義によって部門別および科別の収益を計上する。
②救命救急センターから直接入院となった場合，レセプト収益では救命救急センターで行われた処置行為などが病棟収益に計上される。このため，医事データを入力する際に救命救急センター内の診療行為は実施場所コードを入力するなどの方法で救命救急センターの収益として計上されるようにシステムを構築する。
③麻酔科の収益は，麻酔科医が診療を行いかつ診療報酬の解釈で麻酔科とされる診療行為を計上する。例えば，手術室内で行われる麻酔手技は麻酔科の収益となるが，局所麻酔や神経ブロックなどで麻酔科医が行わないものは麻酔科収益とはせず，その診療行為を行った診療科の収益として計上する。
④手術収益を手術室収益とその部門で発生する手術収益(創傷処理・切開など)に分離してそれぞれの部門に計上する。これも，レセプトではどちらも手術収益として計上されてしまうことから，実際に手術が実施された部門に計上できるようにシステムや運用を変更するものである。輸血収益についても，手技料のうち手術室で行われているものと各部門で行われているものを区分して計上できるようにする。
⑤生理検査や内視鏡検査などについても，生理検査室や内視鏡検査室で行われている検査なのか，各診療部門で行われている検査なのかを分離する。
というように，基本的には医療サービスが提供された場所に収益が計上されるように，収益計上のルールを設定し，これに対応した情報システムを構築する必要がある。
　一方，診療報酬が出来高算定されている病院の場合は，行為別収益の計上

という観点からも，収益計上のルールを検討する必要がある。例えば，指導料のうち，栄養指導料は栄養科の収益として計上し，薬剤指導料は薬剤部の収益として計上する。また，レセプト上は指導料に計上されていても，診療行為として検査を行っているもの(特定薬剤など)については，臨床検査収益に振り替える必要がある。このように，単なる指導料として各部門に計上するのではなく，指導料の内容を吟味したうえで，実際に診療行為が発生している部門の収益として計上できるよう，システムを構築する必要がある。

　この収益の抽出について特に問題となるのは，DPC/PDPSにより包括された収益をどのように診療行為別に展開するか，ということである。これについては，出来高で算出し直して行為別に展開することで，診療行為にかかわる部門の収益を計上することが考えられる。ただし，この展開のためのルールをどのように設定するかが課題となる。

　いずれにしても，これらの作業によって各部門における実際の診療行為に対応した収益が認識される。

　このように，作業方法や抽出条件の設定などにより調査結果の精度が異なることになるが，これは原価計算のもつ特徴の1つであることから，どの程度の精度を目標とするのかを設定しておく必要がある。

　さらに，部門ごとの収益を正しく計上するためには，システム構築を行うと同時に，医事課での入力方法の変更や，伝票記入方法の変更など，原価計算データが抽出できるように日常業務の運用を整備する必要も発生することになる。また，システムを利用することで作業自体はかなり効率化できるが，そのロジックを整理しておかないと，点数改正や担当者の変更などによって発生する変更作業に多大な労力を要することになるため，注意が必要である。

　このように，部門別原価計算では従来，収益についても各部門で直接発生する収益と各部門外で発生する間接収益に分類したうえで，この間接収益を用いて中央診療部門の採算性をみることができた。しかし，DPC/PDPSの導入により，中央診療部門を発生源とする収益が包括される場合，中央診療部門への収益の計上方法の見直しや，中央診療部門を中間部門として収益計

上を行わないなどの対応が必要となる。このように，中央診療部門の採算性を把握するための新たな計算手法が必要となったことなどから，原価計算の手法も多様化しているのが現状である。

3）原価の算出

　部門ごとの原価算出については，財務会計段階において各費用の負担部門を認識できるように日常の仕訳を行う必要がある。これにより原価の直課比率が向上し，原価計算の精度が高まるからである。また，原価計算を意識した財務会計の実施は，日常の仕訳処理を通じて，各費用の発生源がどこにあるかを意識することで，会計担当者の原価意識が高まる効果も期待される。そのためには，負担部門の入力や負担部門別のデータ抽出が可能な管理会計機能を有する会計システムの導入と利用が不可欠であるが，一方では費用対効果を考慮したうえで，その選定を行う必要があることは言うまでもない。

　ここでは，各費用における部門別原価の算出方法を考える。

①給与費の算出

　給与費については，費目別には毎月の給与費について，診療部門については直接費として計上し，補助部門や中央診療部門については部門個別費として認識される。

　一般の製造原価計算の場合は，勤務時間から休憩時間や手待ち時間，間接作業時間などを差し引いて「直接作業時間」を求め，賃金支払い総額を就業時間で割って「賃率」を求める。そして「直接作業時間×賃率」によって直接労務費を計算する。また，直接作業以外の賃金や賞与・手当などは間接労務費として把握する（図 **3-5**）。

　これに対して，病院の部門別原価計算では，厳密には製造原価計算と同様の計算も可能ではあるが，医療サービス提供が各部門で行われていることを考えると，部門別・職種別に給与費を算出し，これを直接労務費または部門個別費として計上するとともに，それぞれの職員数の把握を行うことが実務的である。

　ただし，医師のように病院内の複数の部門で業務を行う場合は，タイムス

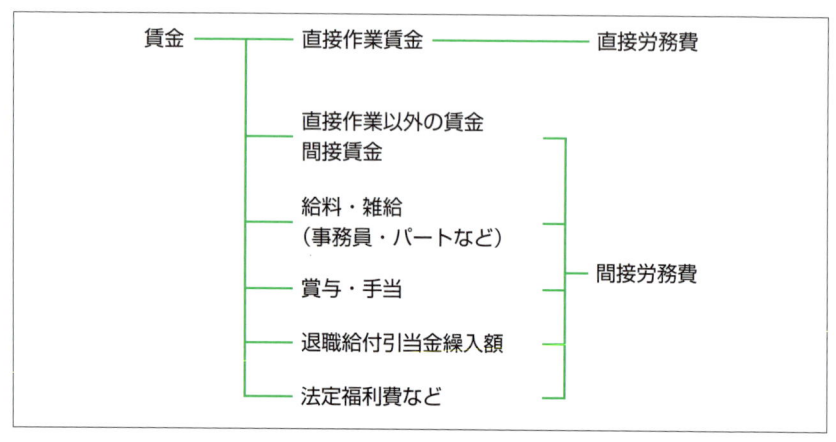

```
賃金 ─┬─ 直接作業賃金 ──────────── 直接労務費
      │
      ├─ 直接作業以外の賃金 ─┐
      │  間接賃金           │
      ├─ 給料・雑給          │
      │  （事務員・パートなど）│
      ├─ 賞与・手当          ├─ 間接労務費
      │                     │
      ├─ 退職給付引当金繰入額 │
      │                     │
      └─ 法定福利費など ─────┘
```

図 3-5　一般的な労務費の計上

タディなどの方法によって，各部門に按分する必要が生じる。この場合，どこまで精緻に按分するか，という点を検討する必要がある。極論では，医師の活動を詳細に記録するシステムが必要となるが，そのために多大なコストや手間をかけるのは合理的ではない。また，電子カルテシステムを用いて，医師の業務時間を自動的に把握するなどの工夫も考えられる。詳細な活動時間を把握できない場合は，標準作業時間や見積もりによって按分することになるが，この場合はある程度実態を反映したものでなければならない。

　また，残業手当の締め切りと支給期間の対応なども考慮する必要があるが，そのための管理コストや作業コストが大きくなるようであれば毎月の支給額を使用しても差し支えないと思われる。さらに，間接費となる法定福利費や退職給付費用については，部門別の給与費割合などの基準によって配賦されたものを計上する。このうち，退職給付費用については，退職給付会計を導入している場合に，数理計算上の差異を間接労務費に含めるか，または原価には含めないことも考えられる。給与費を各部門原価として把握するためには，あらかじめこれらの算出ルールを決めておくことも重要なポイントである。

　このように，給与費を部門別に計上するためには，毎月の給与費を部門別

表 3-2 職種別給与費の分類

分類	職種
医師給与	医師(常勤・非常勤)・研修医
看護師給与	看護師・助産師・保健師
コメディカル給与	診療放射線技師・臨床検査技師・栄養士・薬剤師・臨床心理士・理学療法士・臨床工学技士など
事務職給与	一般事務・看護助手など
その他給与	調理師・電話交換手・保安・電気技師など

に計算したり，医師の作業時間を把握したりするなどの作業が求められる。原価計算を実施するために通常業務にこれらを付加して行うことは効率的でないため，通常業務のプロセスやシステムを工夫することで，効率的にこれらのデータを把握できるようにする必要がある。

　これらの具体的な作業手順は以下のとおりである。

　まず職種の分類を行い，給与費を医師給与・看護師給与・コメディカル給与・事務給与に分ける(**表 3-2**)。

　この分類をもとに，勤務部署がある程度固定している職員については，部門別・職種別に給与費の算出および職員数の把握を行う。一方，前述の通り医師は病棟や外来・手術室など部門をまたぐ動きをしているため，医師の給与費はその活動に応じて各部門に配賦する。このため，全医師を対象としたタイムスタディを行い，このデータを利用して医師の給与費および職員数を算出する。このほか，例えば病棟薬剤指導を行っている薬剤師や，各病棟の医療機器のメンテナンスを担当している臨床工学士などについてもタイムスタディを実施する。このタイムスタディにより，各部門の直接労務費としての原価算出を行うという意味をもつことになる。

　このタイムスタディ調査は原則として直接作業時間を記入してもらうものであり，休憩時間や手待ち時間などは記入しないのが通常である。また，タイムスタディの原則は，ある一定時期の勤務状況をもとに該当者の勤務の動きをパターン化することにあり，一度設定すると大幅な組織改編や診療体制の変化がなければある程度固定化されることになる。このため，調査月はよいが他の月では実際の動きとタイムスタディによってパターン化された労働

時間ではズレが生じることになる。この整合性をとるためには毎月あるいは毎週・毎日タイムスタディを行い，絶えず調査対象となる職員の活動をモニタリングしなければならないため，莫大な調査の手間やコストがかかってしまい実際的ではない。したがって，タイムスタディによって得られた労働時間データを標準的な勤務パターンとして設定し，これを配賦基準として各部門に配賦するわけである。

また，タイムスタディは各部門へのサービス提供時間を記入するため，部門設定が適切である必要がある。つまり，部門設定を詳細にすればするほど，このタイムスタディの記入や集計作業も複雑になるため，どこまでの精度を要求するかということは，この作業量の点からも検討しておく必要がある。

一方，タイムスタディを実施できない場合は，例えば医師の場合，外来診察日一覧表や外来看護師にヒアリングするなどにより，各医師の外来診療実態を把握して外来の時間を設定したり，手術伝票から各医師の執刀時間を調査したり，前後の準備や後片付けの時間などをヒアリングするなどの調査を行い，手術時間を設定する。また担当入院患者数に平均回診時間を乗じて病棟の時間を設定するなどの作業を行い，医師の時間配分のパラメータを決める。つまり，ある程度の実態調査をもとに配賦基準を設定する作業が必要になるわけである。

タイムスタディ結果の処理は次のとおりである。例えば1週間のある医師の勤務状況をタイムスタディから調査したところ，病棟に10時間・外来に20時間・手術室に5時間・会議に5時間の計40時間という結果だったとする。この場合，この医師の外来への関与率は20時間÷40時間＝50％となる。この医師の1カ月あたりの給与費が100万円とすると，外来にかかる給与費はその50％の50万円ということになる。また職員数の換算は50％分，すなわち0.5人分を外来部門の職員数として計上する。

一方，非常勤医師の場合は，週あたり労働時間を100として常勤換算を行い，これをもとにタイムスタディの構成比率によって換算値を配分することになる。例えば，病院の週あたり労働時間の基準が40時間の場合，ある非

常勤医師が毎週外科外来に10時間と手術室に10時間勤務しているとするならば，この非常勤医師の常勤換算は20÷40＝0.5人が換算値となる。このうち外来と手術室はそれぞれ10時間ずつとなることから，0.5人をさらに半分ずつ(0.25人)それぞれの部門に計上する。この医師の月額給与が40万円なら，20万円ずつ各部門に配分するわけである。

　このようにして全医師を詳細に調査し，集計して部門ごとの医師給与と医師数を計上するのである。もちろん，医師以外のタイムスタディ該当者についても同様である。

　したがって，タイムスタディを実施するためには病院全体の協力が不可欠であり，この点からも，原価計算を行う際には院長をはじめとする病院トップの強い方針が必要なのである。また，タイムスタディの提出率により管理体制の強弱の測定もできるという要素もある。

　ただし，このタイムスタディには非常に多くの作業量を要するため，年1回程度の実施が実際的である。また，電子カルテ情報を活用して，外来診療時間や手術の執刀時間などを抽出したり，担当する患者数×標準回診時間によって病棟業務時間を設定することで，効率的かつ精度も担保されたタイムスタディの実施が可能となる(**表3-3**)。

　一方，この作業をスムーズに行うためには，日常の人事データの処理を原価計算にあわせておくと便利である。

　これは，医師や部門をまたぐ職員以外の給与費ならびに従業員数について，入院部門や外来部門のみならず，中央診療部門や補助部門，管理部門についても人事課において日常業務のなかでこれらのデータを整備しておくということである。そのためには，人事情報システムにより人事データベースを整備する必要がある。

　このほか，基本的な給与費の範囲としては，毎月の給与のほか，交通費と賞与については年間の支給額を1/12して月平均額を計上する。また退職給付費用や法定福利費の計上については，年間の金額を1/12して月平均額を算出し，これを部門別の給与費率を用いて配賦するなどの方法が考えられる。

表 3-3　電子カルテを活用した医師のタイムスタディ集計事例

《整形外科・A 医師の場合》　　　　　　　　　　　　　　　　　　　　（単位：分）

部門	200608	200609	200610	200611	200612	200701	200702	200703	平均
整形外科外来	8.59	10.28	10.52	8.37	9.31	8.07	10.12	11.21	9.56
救急部	2.13	2.52	2.36	2.66	2.26	2.11	2.47	2.39	2.36
4E					0.34	0.61	0.95		0.63
5E	37.93	34.31	33.29	40	39.05	37.33	31.03	36.9	36.23
6E	1.49		0.94		0.23		0.95	3.58	1.44
6W	1.17			0.27		0.61	0.72		0.69
8E						0.82	1.31		1.07
9W	2.13	3.78	4.01	4.12	5.54				3.92
10E	14.24	21.31	17.58	13.55	17.99	27.34	24.83	19.14	19.50
HCU					0.61				0.61
ICU	0.64	0.13	0.12		0.34		0.36	0.12	0.29
放射線診断	0.23	0.27	0.25	0.29	0.24	0.22	0.26	0.25	0.25
放射線治療	0.11	0.14	0.13	0.14	0.12	0.11	0.13	0.12	0.13
中央手術室	27.05	22.18	25.93	24.74	19.97	17.93	21.98	21.63	22.68
外来手術室	0.15	0.18	0.28	0.69	0.21	0.27	0.24	0.17	0.27
リハビリテーション	0.43	0.5	0.47	0.53	0.45	0.41	0.48	0.46	0.47

電子カルテの実施情報により毎月変動。

　ただし，前述の通り，時間外手当の算出期間と原価計算期間の差異がある場合，厳密には原価計算期間に合わせて時間外手当を再集計することになるが，作業量や金額の大きさを勘案して，この処理を行わないという選択肢もある。また，退職給付会計を導入している病院の場合は，数理計算上の差異をどのように扱うべきか，という課題もある。数理計算上の差異が大きい場合は，これを原価からはずす，という選択肢もある。これらはあらかじめ検討のうえ，算出基準を決めておく必要がある。

　この給与費の算出基準を**表 3-4**にまとめた。

> ➡チェックポイント
> ・設定した部門別に，職種別の給与費が抽出できるか（医師以外）。
> ・医師や部門をまたぐ特定の職種について，タイムスタディを実施できるか。

表 3-4 部門別給与費の算出基準の事例

区分	元データ	計上方法
給与・賞与・交通費		
医師	個人別給与データ	タイムスタディによる配賦
看護師	個人別給与データ	直課
コメディカル	個人別給与データ	直課
事務・その他	個人別給与データ	直課
退職給付費用	年間金額÷12	部門別給与費率で配賦
法定福利費	年間金額÷12	部門別給与費率で配賦

課題：給与計算期間と原価計算期間の差異(未払賃金)の処理。
　　　退職給付費用の数理計算上の差異はどのように扱うべきか。

②材料費の算出

　直接材料費の計算については，一般的な製造原価計算の方法によると，外部から購入する材料はあくまでも「原材料」としての資産勘定であり，この「原材料」を製造に利用したときにはじめて「材料費」として計上するということになる。

　この材料消費量は一般的には「継続記録法」や「棚卸計算法」といった方法によって調べる。「継続記録法」では，材料の受け入れと払い出しをそのつど材料元帳などの帳簿に記入して消費量と残高数量を計算するものである。また，月末や年度末に実地棚卸を行うことで，計算上の残高数量と棚卸残高を比較し，その差を棚卸減耗損などで調整するものである。この方法は材料がどの部門でどのくらい消費されたかが明確になるが，管理が大変である。一方「棚卸計算法」では，月末や年度末に実地棚卸を行って実地棚卸数量を明確にするとともに，前期の繰越数量と当期の受け入れ数量との合計からこれを差し引くことで計算上の払い出し数量を把握する方法である。この方法は払い出し数量の計算が簡単であるが，棚卸減耗損などが把握できないので，実際の払い出し数量との誤差が生じるため，データの精度が落ちる。

　病院の材料費は薬品費や診療材料費，患者給食材料費などに分類されるが，病院でこの材料費を正確に計算するためには，これらの材料費ごとに，各部門の使用材料を把握する必要がある。つまり，診療報酬で計上される材料収益から材料費を推測するのではなく，実際に使用したすべての材料とそ

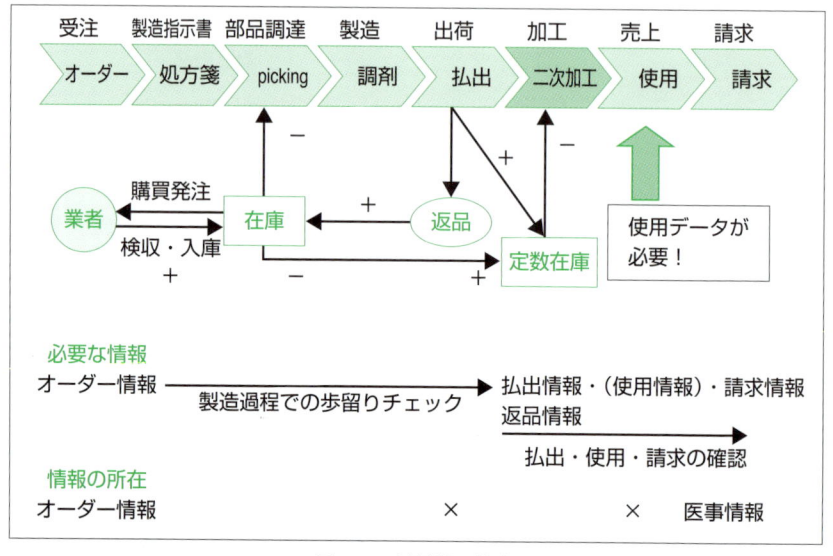

```
受注    製造指示書  部品調達   製造     出荷    加工    売上    請求
オーダー   処方箋   picking   調剤    払出   二次加工   使用    請求
                                              ↑
              ─         +        ─         使用データが
                                              必要！
       購買発注         +
業者  ←──────  在庫  ←──  返品
      検収・入庫         定数在庫
          +        ─      +
```

必要な情報
オーダー情報 ── 製造過程での歩留りチェック → 払出情報・(使用情報)・請求情報
                                         返品情報
                                         払出・使用・請求の確認

情報の所在
オーダー情報   ×   ×   医事情報

図 3-6 材料費の算出

の消費量を何らかの形で部門別に集計しなければならないわけである。特にDPC/PDPSにより包括された診療報酬からは，使用材料を推測することは難しいので，使用材料の把握のためのしくみを用いることが必要となる。

まず薬品費については，本来は部門別の薬品使用量が算出できるようなシステムの構築が理想である (**図 3-6**)。

これについては，オーダリングシステムを使用している場合は，処方オーダの指示歴をシステム的に集計し，各部門で消費した薬剤の金額を把握するとともに，オーダリングにのらない消毒剤などの薬品については手計算で算出する，といった手法が想定される。

また，電子カルテシステムを利用する場合は，使用された薬剤を患者別に算出することが可能なため，このデータを集計することで，部門別薬品費の算出が可能である。

一方，このような手法による薬品費の算定ができない場合は，薬品収益の薬価差益分を除いたものを薬品原価とし，部門別薬品収益の構成比率により

2. 部門別原価計算の手続き　87

◆ 材料費の直課：実施入力されれば患者単位で直課可能

年月日	部門コード	部門名	材料名称	金額
20060220	410	手術室	ウロバックショート	
20060220	410	手術室	ウロメーターバック 153210J	
20060220	410	手術室	オプサイトウンド Post-Op	
20060220	410	手術室	ヴィーンF注　プラ容器　500ML	
20060220	410	手術室	キシロカイン　ゼリー　2%　30ML	
20060220	180	8E	セフメタゾン静注用　1	
20060220	180	8E	ソリタ-T3号　プラ　500ML	

◆ 実施入力されない高額器材
　　物流システムの発注，納品データから実施情報を作成し，患者単位で直課
　　例）心カテのカテーテル，手術室持ち込み材料など

◆ 部門別材料費と患者別材料費の原価差異の対応
　　実施入力されない材料は，患者数比率で配賦

図 3-7　電子カルテ実施情報による材料費直課の事例

薬品原価総額を配分するなどの方法をとることになる。しかし，この方法ではレセプトにのらないものは集計できず，また包括診療報酬では薬品費が算出できないという欠点があるため，できるだけ払い出しデータをもとにした算出が行えるようなしくみが望ましい。

このように，材料費の算出に際しては，どこまでシステムで対応できるかにより，その精度が大きく変わることがわかる。

診療材料費についても薬品費と同様，厳密には患者別の使用データを把握する必要がある。ただしそのためには，電子カルテなどにおいて，患者ごとに使用された診療材料が実施入力されている必要がある。実施入力されていない場合も，高額な診療材料の場合は物流システムデータなどから患者単位に直課する必要が生じる。これらのデータを用いたとしても，ガーゼなどの細かい診療材料まですべてを把握することは作業コストがかかりすぎるなど，現実的ではない。このため，部門別の払い出しデータと直課データの差異は原価差異として，原価から外すか，患者数比率などを用いて配賦すると

いった手続きが行われる(**図3-7**)。

　一方，ここまで精緻に診療材料データを抽出できない場合は，部門別の払い出しデータを用いて，部門別診療材料費として計上する方法も考えられる。この場合は，原価計算上の部門設定と物品管理部門の部門設定をあわせておくことで，日常の業務が部門別原価計算に直結するため，作業の効率化につながる。

　このような物品管理システムの構築もできない場合は，請求伝票などによる処理が行われることになるが，この場合であってもパソコンなどを利用してデータを登録するなど，できるだけ正確な部門別コストが把握できるように管理方法を検討すべきであると思われる。

　これは，原価計算のためだけでなく，病院の物品管理上からも，病院の規模にかかわらず物品の払い出し管理は重要なテーマであることからも，この管理の徹底が望まれる。

　次に患者給食材料費については，給食部門に直課する。ただし，これも経営管理上，一般食や特別食などの食種ごとに原価を把握することも考えられる。

　一方，材料費の計算は「材料消費量×材料消費価格」で算出されることになる。この材料消費価格については，「予定価格」または「実際価格」という決定方法があるが，原則的には実際価格を利用する。予定価格は期初に各材料の価格を決めるものであり，実際価格は各材料の購入価格を使用するものである。ただし，実際価格の場合，購入する時期によって価格に差が出ることから，「個別法」や「先入先出法」「移動平均法」「総平均法」などの算定方法を利用して管理することになる。

　これらを行うためには，用度課における日常の払い出し業務のなかで，部門別原価計算と同様の部門設定や勘定科目設定で業務を行うことにより，作業の効率化を図るといった工夫が必要である。

③委託費の算出

　委託費は，比較的部門を特定できる原価のため，できる限り原価が発生している部門を調べて直課する。例えば，保守料であればどの部門で使用して

表3-5 部門別委託費の算出

科目	負担部門
検査委託費	検査部門に直課
給食委託費	給食部門に直課
寝具委託費	使用部門に直課
清掃委託費	面積比で配賦
保守委託費	使用部門に直課
医事委託費	医事部門に直課
その他委託費 （人材派遣・塵芥処理など）	使用部門に直課

財務会計における負担部門の認識が重要。

いる機器の保守契約なのかを調べて、月次データを部門別に直課する。また、人材派遣の場合もどの部門に何人の派遣職員がいて、それぞれのコストがいくらかかっているかを調べてその部門に直課する。

　これらのコストを直課するためには、財務会計システムにおいて、各費用がどの部門で負担すべきかを明らかにし、「負担部門コード」などのコードを付与して日常の仕訳処理を行う必要がある。

　また、業務委託を行っている場合は、委託業者から部門ごとのコストを提出してもらうという方法も考えられる。例えば、患者給食の場合、部門ごとの患者食提供に応じた委託料を提出してもらい、外注検査であれば、各部門の委託検査数に対応した委託料を提出してもらう必要がある。もし委託会社からこれらのデータがもらえない場合は、部門別食数比率や部門別検査数比率、収益比率などを配賦基準に設定することになる。

　一方、直課できない委託費については、経費と同様に配賦基準を用いて各部門に配賦する。例えば、清掃費は面積比率によって配賦し、定期塵芥処理は職員数比率と患者数比率を半分ずつ使用する。また、職員食堂を委託外注している場合は、職員数比率を使用する。

　委託費の算出基準を**表3-5**に示す。

④設備関係費の算出

　設備関係費も委託費同様、可能な限り部門に直課することを検討する。
　減価償却費については、建物や建物付属設備は部門別の面積比率で配賦す

表3-6　部門別設備関係費の算出

科目	負担部門
減価償却費	建物・建物付属設備は面積比で配賦 機器などは発生部門に直課
機器賃借料	使用部門に直課
地代家賃	面積比率で配賦
修繕費	発生部門に直課
固定資産税等	面積比率で配賦
機器保守料	発生部門に直課

財務会計・資産台帳における負担部門の認識が重要。

る必要が生じる場合があるが，医療機器などについては，どの部門で使用されているかを調査して，月額相当分を該当部門に計上する。そのためには，管財部門などにおいて資産台帳を整備するなど，日常業務レベルでこれらを管理しておく必要がある。

　また，機器賃借料や修繕費，機器保守料なども発生部門の特定が行える費用であることから，財務会計においてこれらの負担部門を認識しておくことで直課が可能となる。

　一方，地代家賃や固定資産税などを各部門に直課することは難しいことから，これらは部門別面積比率などの基準を用いて配賦する必要がある。

　設備関係費の算出基準を**表3-6**に示す。

⑤**経費の算出**

　経費についても，その部門で行われる医療サービスの提供に対して，直接的に消費されたものについては直課する。これについても他の費用と同様，財務会計の洗練化が求められることになる。

　一方，直課できない経費については，他の費用と同様，適切な配賦基準に基づき，各部門へ配賦することになる。またこの場合，損益計算書の勘定科目の特性に基づいた配賦基準を決め，それに従って原価を各部門に配賦する。具体的には，

・部門別職員数の比率による配賦
・部門別面積比率による配賦

・部門別患者数による配賦

などのような分類が行われる。

　まず，職員数比率を利用した配賦として，福利厚生費・旅費交通費・職員被服費があげられる。これは，理想的にはどの部門のどの職員に対してこれらの経費が支払われたのかを明確に算出し，部門別に直課すべきであるが，そのための算出コストのほうが多くかかる場合には，これらの経費の発生要因は職員数であると想定し，各部門の職員数構成比率を配賦基準とするものである。この配賦基準を詳細に設定する場合は，職員被服費ならユニフォームを支給している職員の部門別構成比率というように，当該サービスを受けた職員の構成比率を利用するという方法も考えられる。特に，人材派遣のユニフォームを病院が無償貸与しているような場合は，職員被服費のなかに人材派遣の分も含まれていることになるため，部門別の人材派遣職員数も含めた人員数構成比率を用いてこれを配賦する必要がある。

　これらのことから，どの程度のデータ精度が要求されるかということと，算出コストのバランスを踏まえた配賦基準の設定を行う必要があることがわかる。

　また，光熱水費や火災保険料は部門別面積比率を配賦基準とする。これは本来ならば，例えば光熱水費の場合，部門ごとにメーターがあれば直課できるわけであるが，メーターの設置費用などがかかってしまい現実的ではない。また，調理場や人工透析室など，顕著に光熱水費がかかると思われる部門に重点的にメーターを設置するのも一案である。これも詳細に設定する場合は，各部門の設備容量(蛍光灯の数や蛇口の数，ガス口の数など)に使用時間を乗じて負荷係数を作成し，これをもとに配賦基準を設定するなどの方法が考えられる。しかしこれらは作業コストがかかりすぎるため，基本的には面積比率を使用することが実務的であると考えられる。

　さらに，火災保険料は部門別資産総額を算出して配賦基準を作成するという方法も考えられる。と同時に，医師賠償責任保険は医師数比率で配賦するというように，保険の内容によって配賦基準を区別する必要もある。

　一方，消耗品や消耗備品などは使用部門を特定し，実際の部門別使用デー

表3-7　部門別経費の算出

科目	負担部門
福利厚生費	職員比率で配賦
旅費交通費	発生部門に直課
職員被服費	発生部門に直課
通信運搬費	発生部門に直課
消耗品費	発生部門に直課
消耗備品費	発生部門に直課
会議費	発生部門に直課
光熱水費	面積比率で配賦
保険料	面積比率で配賦・使用部門に直課
交際費	発生部門に直課
租税公課	医業管理費とする
公募費	医業管理費とする
広報費	医業管理費とする

できるだけ直課できるよう，負担部門を認識する。

タや支払い額により直課する必要がある。ただし，箱単位で購入する消耗品や，病棟で使用する印刷物などは，実際の使用量をとらえにくいため，払い出しデータを利用する場合もある。この場合でも，データ精度とデータ算出コストのバランスが課題として認識される。つまり，理論的には使用データをとらえる必要があるが，実務レベルでは，作業コストがかかりすぎるなどの理由から，日常の実務上で算出できるレベルでデータを抽出することが実務的である。この精度を高めるためには，情報システムの有効活用が重要となる。

このほか，通信運搬費や諸会費，租税公課や雑費については，医業管理費に計上する方法が考えられるが，医療原価として計上する場合は，租税公課については年間の支払額の1/12を計上し，通信運搬費のうち電話料金については，部門別の電話使用料が把握できればこれを直課することになる。また，各部門の職員数比率を使用するという考え方もある。

ただし，郵便料金なども含め通信運搬費としてこれらを区別できない場合などは医業管理費として計上することが実務的である。

経費の算出基準を**表3-7**に示す。

⑥研究・研修費の算出

　研究・研修費については，経費と同様，発生した部門が特定できるものは直接原価としてその部門に計上するのが原則である。また，原価の発生源が特定できない場合は，部門共通費として各勘定科目の特性からそれぞれ配賦基準を設定し，各部門に配賦することになる。例えば，医学図書費は医学図書館があればここに直課するが，図書館がない場合は，どの部門で購入したものかを特定し，各部門に直課する。または医師数比率で配賦するなどの方法が考えられる。また，医師の研究・研修費の場合は，医師別に研究・研修費をとらえておき，医師のタイムスタディデータを利用して各部門に配賦するか，または部門別医師数比率で配賦するなどの方法が考えられる。

　配賦基準の設定については，病院の活動が変化した場合は見直しを行い，実際の診療活動に見合った配賦基準に更新する必要がある。ただし，面積などはその都度調べることも可能であるが，職員数については毎月タイムスタディを実施することは不可能に近いため，実際には年1回程度のタイムスタディ調査を行い，予定配賦率を設定して配賦することが一般的である。

　すなわち，できるだけ原価の発生に結びつく要因を探り出し，その要因となる特性のデータを抽出することで配賦基準を設定するわけである。これにより，例えばすべての間接費を各部門の収益の構成比率で配賦するというような，恣意性の高い配賦を行うことを回避でき，部門別原価計算の集計データの妥当性が確保されることになるわけである。

　以上の各作業が終了すると，最初に設定した部門別原価計算マトリックスが完成することになる。すなわち，各部門の直接労務費と直接材料費，直接経費といった直接原価と，配賦された間接費が計上され，部門別の損益が算出されることになる。

　その結果，各部門の第1段階としての採算性が明確になる。例えば，どの部門のコストが大きいのか，また採算割れになっている部門はどこなのか，という視点で分析を進めることで，各部門の問題点の明確化と改善目標の設定が数値的に行える。また，改善結果の評価につなげることもできる。

一方，ここまでの作業にどの程度の時間とコストをかけたか，ということについてもこの段階で評価する必要があると思われる。原価計算の作業を効率化するため，物品管理データや経理データ，人事データなどの元データと原価計算上の部門コードを統一するなど，原価算出のシステム化など，原価計算を行う作業コスト自体の削減の検討も重要である。

この段階の原価表のフォーマット事例が**表 3-1**である。

> ➡ **チェックポイント**
> ・使用材料の管理は行われているか（使用量・価格）。
> ・部門別に材料費を計上できるように日常業務が行われているか。
> ・委託費の部門別把握は可能か（負担部門設定など，財務会計システムの洗練化）。
> ・減価償却費の部門別把握は可能か（償却資産台帳から部門別データが作成できるか）。
> ・経費の部門別把握は可能か（負担部門設定など，財務会計システムの洗練化）。
> ・研究・研修費の部門別把握はできているか。
> ・第1ステップで作成したデータから，各部門の経営上の問題点を分析することができるか。また，抽出された問題点を解決するための方法について，各部門の担当者と検討する組織あるいは機会をもつことができるか。

4) 部門原価の配賦

部門別原価計算では，第1段階の手続きとして，直接費と間接費を各部門に計上した後，第2段階として，補助部門原価を病棟部門・外来部門・中央診療部門に配賦する。これは部門配賦において，一次配賦と呼ばれる。

次に第3段階として，中央診療部門原価を病棟部門・外来部門に配賦する二次配賦を行う（**図 3-8**）。

このような配賦は「階梯式配賦法」と呼ばれる。配賦の方法についてはこれ以外にも，「直接配賦法」や「相互配賦法」による配賦方法がある。配賦の精度という観点からは，「相互配賦法」が最も精度が高い手法であるが，計算手続きが複雑になることから，情報システムの洗練化が必要である。ま

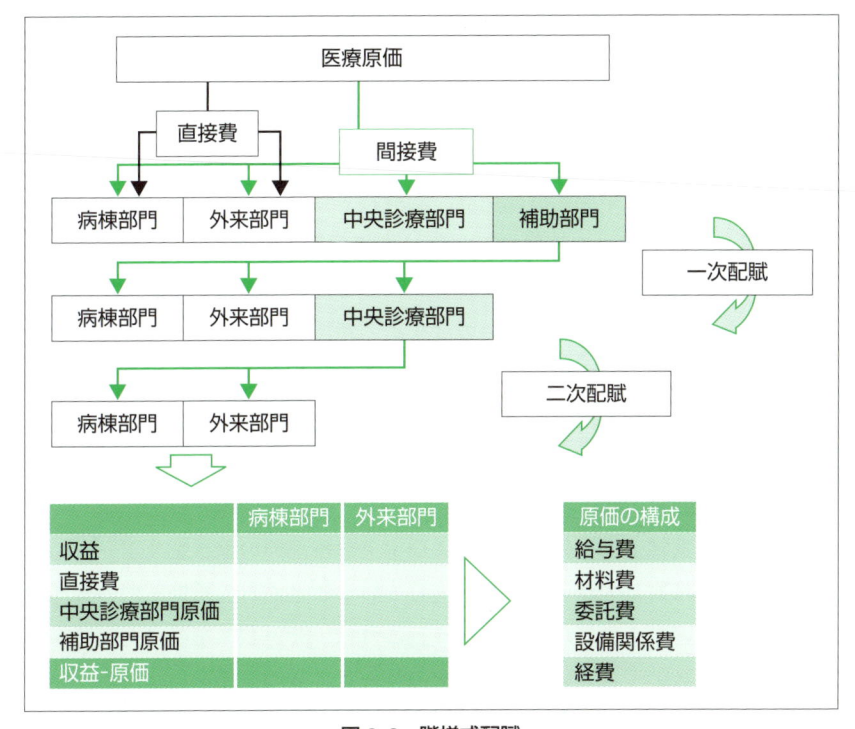

図 3-8 階梯式配賦

た,「直接配賦法」の場合は,一次配賦は行わず,補助部門原価や中央診療部門原価を直接最終原価単位に配賦する。

「階梯式配賦法」は,病院全体に対するサービス提供の度合いが大きい部門から順番に段階的に配賦を行う方法である。つまり病院の場合,補助部門は,診療部門だけでなく中央診療部門にもサービスを提供していることから,原価を診療部門と中央診療部門に配賦し,次に中央診療部門は主として診療部門に対してサービスを提供しているため,これを診療部門に配賦するという順番で配賦が行われるわけである。

例えば外来病歴室の場合,診療部門だけでなく中央診療部門である放射線科や検査室などにもカルテを搬送することもあるため,そのコストは中央診療部門にも配賦される必要があり,放射線科や検査室は各診療部門に対して

サービスを提供しているため，このコストを診療部門に配賦する，という手順をとるわけである。

　このような病院の部門別原価計算における階梯式配賦は，「補助部門群内の各部門間および中央診療部門群内の各部門間の原価配賦はなされておらず，補助部門群から中央診療部門群・診療科・病棟群への配賦および中央診療部門群から診療科・病棟群への配賦は直接配賦法になっている」[3]，というように，厳密にサービスの提供度合いに応じた部門間の配賦ではない場合がほとんどであるが，これについては求める精度と作業コストとの関係を考えると，補助部門内や中央診療部門内での階梯式配賦を省略し，部門を超えた配賦だけを階梯式に配賦する方法が，原価計算の実務で採用されているものと考えられる。

①補助部門原価の配賦

　補助部門は病棟部門や外来部門および中央診療部門の働きをサポートし，これらの部門に対してサービスを提供していることから，補助部門の各部署の業務特性に応じた原価の配賦を行う。これは，サービスを受けた部門が，受けたサービスの度合いに応じて，そのサービス分の原価を負担するという考えに則って，配賦が行われるものである。

　この考えを具体的に示すと，リネン洗濯部門の場合，各病棟や外来部門はいろいろな種類のリネンを洗濯に出す。リネン部門ではこれらを分類して洗濯し，アイロンをかけ，またもとの部門へ搬送するという働きをしている。そこで，どこの部門からどのような種類のリネンがどのくらいの量でリネン部門に回されているのかを調査し，これを数値化する。この際には数のみではなく，手間のかかるものにはウェイトを付けることにより，業務量に応じた配賦が可能となる。部門別にリネン洗濯料金が計上できる場合はこれを使用する。そしてこれらの数値をもとに，部門ごとの構成比率を出したものを配賦係数とし，この係数をもとにリネン部門の原価を配賦するのである。

　また，病歴室や医事課は患者数比率を配賦係数として，これらの部門の原価を配賦する。

　この補助部門原価の配賦基準としては，以下の分類が考えられる。

2. 部門別原価計算の手続き　97

	医事課外来	医事課入院	病歴室	CE室
材料費				
給与費 経　費 委託費	診療科別外来患者数比率	病棟別入院患者数比率	病棟別入院患者数比率	CE機器払い出し件数比率
設備関係費	職員数比率			

各部門のサービス提供の度合いに応じた適切な配賦基準を設定する。

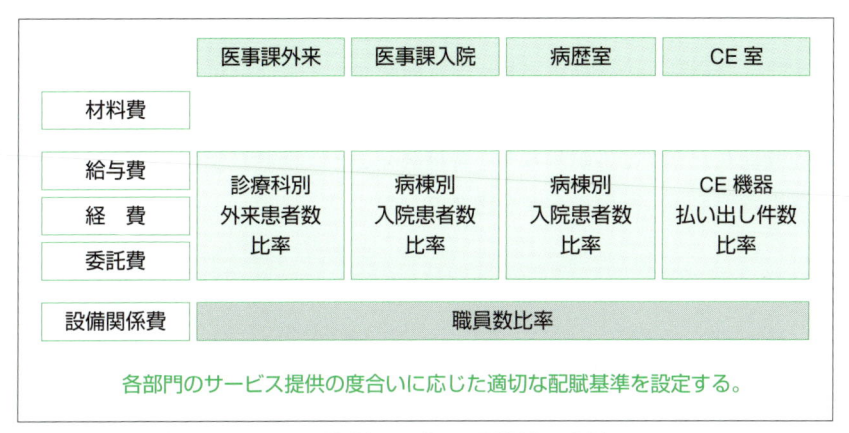

図 3-9　補助部門原価の配賦係数の事例

①部門ごとの業務量の比率で配賦するもの（MSW 部門・リネン洗濯部門・CE 室など）
②部門ごとの患者数比率で配賦するもの（医事課・病歴室）

　この配賦基準に従って補助部門原価が配賦され，主部門に計上される。また，補助部門原価の配賦については，①の基準が最も現実に近いものと考えられる。つまり，各部門が補助部門の経営資源をどのくらい利用したかによって配賦を行ったほうが，実際の活動とコストをリンクさせることができるため，配賦の恣意性を排除できるからである。言い換えれば，各部門が補助部門のサービスをいくらで購入したか，という考え方に沿って配賦を行うことができるわけである。しかしながら，補助部門で行われている業務のすべてを計数化することは多大な作業量を伴うことから，便宜的にその他の基準を利用することになる。

　一方，補助部門原価の配賦は費用区分別に行う必要がある。これは，給与費，材料費，経費，委託費，設備関係費の費用ごとに配賦を行うものである。これらの費用区分ごとに配賦を行うことは，最終的な総括表を作成し，損益分岐点を計算するうえで不可欠であることから，この方法によって配賦を行うことをお勧めする。

例えば，医事課外来のコストを配賦する場合，給与費や経費・委託費については，診療科別の外来患者数比率を配賦基準とする一方，設備関係費については職員数比率を用いるなど，各費用の発生がどのような要素と関係するかを検討したうえで，配賦基準を費用区分ごとに設定することになる。

補助部門原価の配賦の事例を**図3-9**に示す。

> **➡チェックポイント**
> ・補助部門が提供するサービスに基づいた配賦基準が設定されているか。
> ・費用区分ごとに配賦基準を設定しているか。

②中央診療部門原価の配賦

部門別原価計算における第3ステップとして，中央診療部門の原価を診療各部門に配賦する。これは部門配賦における二次配賦と位置付けられる。すなわち，これによって診療各部門を最終原価集計単位として，各部門の直接費および間接費を含んだ原価合計が集計され，その採算性が把握されることになるわけである。

この配賦基準については，従来は収益表に基づく各中央診療部門の収益比率を配賦係数としたものを用いる事例が多くみられた。例えば，放射線診断部門の原価配賦は，各病棟・外来のそれぞれの部門で発生する放射線診断収益の構成比率を算出し，この比率によって放射線診断部門の原価を診療部門へ配賦する。このため，収益表作成の段階で放射線診断部門の収益が把握できるように，行為別収益も分類されてきた。

しかし，この配賦方法の問題点として，一般撮影や造影剤を利用した撮影，CT，MRIなどのように，検査内容によって原価構成が異なる場合，単なる収益配賦では配賦の納得性が担保できないことがあげられる。原価計算の目的として，迅速性を重視するならば収益配賦が最もすばやく計算できると思われるが，診療報酬が原価に基づいて構築されていなければ，この方法は意思決定有用性や信頼性の面で恣意性が高くなるため，収益配賦の利用は問題があると言わざるを得ない。

このため，例えば麻酔科であれば部門別総麻酔時間，中央手術室であれば部門別手術時間，放射線部門であれば一般撮影やCT, MRIなど検査別のフィルム枚数などのように，それぞれの業務の部門別件数などを集計したデータを配賦基準として利用することが考えられる。詳細な統計が利用できない場合であっても，手術件数や検査件数などを配賦基準として利用するなど，できるだけ収益比率は利用しないようにすべきである。

また，さらに配賦の納得度を高めるのであれば，各部門で行われるサービスごとに，標準作業時間を設定し，この作業に影響を与える要因について係数を設定したうえで，実施データをもとに各サービスの作業量を算出し，延べ操業度を抽出することによって，単位あたりの原価を抽出することができる。そして，各部門においてこれらのサービスの提供量を計測することにより，配賦を行うという手続きが考えられる。

例えば，放射線検査部門において，Brain CT検査とAbdominal CT検査の標準的な検査時間を15分として設定した場合，撮影時間に影響を及ぼす要因として妊娠の有無や搬送方法，造影剤使用の有無などを抽出し，造影剤の使用がない場合を1.0としたときに，使用する場合の作業時間は1.5倍になるというように，それぞれの要因が及ぼす影響度を係数化し，これらの要因を加味して標準作業時間を抽出する。この方式を踏まえて，1カ月間の延べ操業時間を計算し，当該部門のコストをこの延べ操業時間で除すことによって，作業時間1分あたりのコストが算出される。この1分あたりのコスト×係数負荷後の作業時間によって，各検査の1回あたりのコストを算出することができる。そして，そのサービスがどこの部門で何回提供されたかを集計することによって，部門ごとにコストを配賦することができる（図3-10）。

このことから，部門別原価計算の実施に際しては，日常業務の段階で各部門における業務統計を整備しておくことが望ましいことがわかる。特に，情報システム導入時には事前に配賦係数となるデータが抽出できるようにシステム化しておくことで，原価計算の作業量の削減と効率的なデータ抽出が可能となる。

【CT部門の配賦事例】

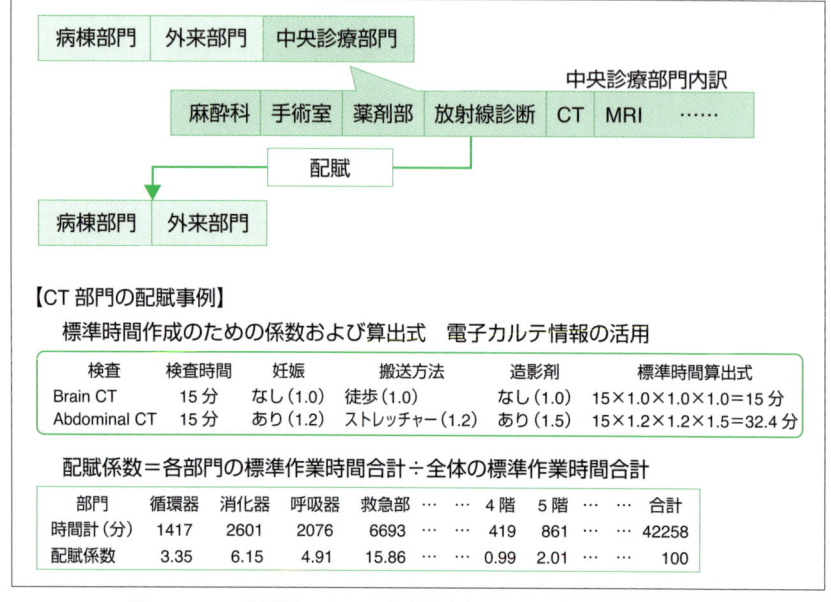

標準時間作成のための係数および算出式　電子カルテ情報の活用

検査	検査時間	妊娠	搬送方法	造影剤	標準時間算出式
Brain CT	15分	なし(1.0)	徒歩(1.0)	なし(1.0)	15×1.0×1.0×1.0=15分
Abdominal CT	15分	あり(1.2)	ストレッチャー(1.2)	あり(1.5)	15×1.2×1.2×1.5=32.4分

配賦係数＝各部門の標準作業時間合計÷全体の標準作業時間合計

部門	循環器	消化器	呼吸器	救急部	…	…	4階	5階	…	…	合計
時間計(分)	1417	2601	2076	6693	…	…	419	861	…	…	42258
配賦係数	3.35	6.15	4.91	15.86	…	…	0.99	2.01	…	…	100

図3-10　二次配賦における中央診療部門の配賦係数設定の事例

> ➡チェックポイント
> ・配賦基準をどこまで精緻に考えるか。作業時間と作業コストを考慮する。
> ・配賦基準のデータ抽出は可能か。
> ・配賦基準の納得性は担保されているか。

3. 部門別原価計算の課題

　本章で示した部門別原価計算は，各部門における直接費と，配賦された間接費がそれぞれどのくらいか，ということを明確に示すことができる。また，従来の部門別原価計算では，収益についても，当該部門で行われた医療サービスに起因する収益を直接収益とし，当該部門以外で実施された医療サービスに起因する収益を間接収益として分離することが可能であった。間

接収益の発生源は中央診療部門にあることから，これらを中央診療部門に再掲することによって，中央診療部門の採算性もみることが可能であった。例えば，生理機能検査の収益は生理機能検査室に再掲することで，生理機能検査室の収益と原価からその採算性を評価することができたのである。

ただし，これは診療報酬が出来高算定の場合に可能となる。つまり，DPC/PDPS の導入などにより，診療報酬が包括化されたことによって，中央診療部門はあくまでも原価算出上の中間部門として位置付けられ，中央診療部門への間接収益の計上は困難となり，中央診療部門の採算性を把握するためには，別の手法が必要となった。

また，従来の部門別原価計算の手続きは，実際原価を使用することから，操業度により配賦額がぶれる，という問題点も認識される。

例えば，CT や MRI の 1 件あたり原価を抽出する場合，仮に 1 カ月あたりの CT の原価が 1000 万円とすると，稼働件数が 1,000 件では 1 件あたり 1 万円だが，稼働件数が 500 件だと 1 件あたり 2 万円となる。このように，操業度によって，配賦額が大きく異なるため，操業度の繁閑が大きい検査を扱う診療科などでは，原価の変動が大きくなり，原価計算結果の納得度が低下することになる。

これを回避するためには，あらかじめ特殊原価調査などを実施し，各検査 1 回あたりの標準原価を設定することが効果的である。ただし，標準原価を使用する場合は，実際原価との差異を分析し，原価からはずすか，何らかの基準によってこの差異を配賦するなどの方法を検討する必要がある。

いずれにしても，原価を各部門に計上するためのルールを明確化するとともに，配賦の正確性と納得性のバランスをいかにとるか，ということが実務上のポイントとなる。配賦の正確性を追求しすぎると，原価計算手続きが過度に複雑になり，実施の継続性が損なわれる恐れがある。一方，配賦基準を雑に設定すると，計算結果の納得性が得られなくなる恐れがある。このことから，部門別原価計算の実施に際して，精度についての合意を得ておく必要がある。これによって作業時間や作業コストに影響を及ぼすからである。

● 演習3の解答

入院部門：A 病棟・B 病棟・C 病棟・D 病棟
外来部門：内科・外科・整形外科・脳外科
中央診療部門：手術室・放射線科・臨床検査部（検体検査・生理検査）・内視鏡検査室・
　　　　　　　リハビリテーション科・栄養科・薬剤部
補助部門：病歴室・医事課
管理部門：総務課・ハウスキーピング課・施設管理課・情報システム室・用度課

　このほか，財団本部の事務局があれば管理部門に含める。管理部門については，医業管理費として医療原価に含めない。

文献

1) 岡本　清：原価計算　六訂版．p18，国元書房，2000
2) 杉山幹夫，石井孝宜：新版医療法人の会計と税務．pp544-545，同文舘出版，1997
3) 荒井　耕：病院原価計算．pp96-97，中央経済社，2009

第4章
診療科別原価計算，患者別原価計算への展開

【概要】 部門別原価計算では，入院部門の採算を病棟別に把握するが，実際の実務においては，診療科ごとの採算性を把握する必要や，患者単位で採算性を把握する必要も生じる。これらのニーズに対応するためには，部門別原価計算ではなく，診療科別原価計算や，患者別原価計算を行う必要がある。
　そこで，本章では，診療科別原価計算ならびに患者別原価計算の手法について考えることとする。

キーワード
診療科別原価計算，患者別原価計算

1. 診療科別原価計算の手法

　診療科別原価計算は，基本的には部門別原価計算の手法と同じ方法で作業を行うことになるが，入院部門を病棟別ではなく診療科別に原価を算出する点が大きく異なる。

1) 診療科別収益表の作成

　基本的には部門別原価計算と同じ方法によって，診療科別収益表を作成する。これはコンピュータシステムを利用している場合は比較的簡単に抽出が可能と思われるが，行為別収益の計上に関するポイントは部門別原価計算と同様の注意が必要である。また入院期間中の転科については，最終診療科ではなく転科が行われた時点で収益も診療科が変わるように設定する必要があ

り，この点は特に注意が必要である。

2）診療科別原価の算出

　部門別原価計算において，病棟を利用する診療科が単一な場合は，部門別原価計算結果と診療科別原価計算結果は同一になるが，1つの病棟に複数の診療科が混在して利用している場合は，例えば病棟看護師の給与費はどのように各診療科に配分するのかというように，病棟のコストを各診療科に分配する必要が生じる。

　このため本来的には，部門別原価計算と同時並行で診療科別原価計算を進行させ，病棟原価を診療科別に把握できるしくみを作ることで，原価計算の作業を効率的に進めることが可能になると思われる。

①給与費の算出

　基本的には，部門別原価計算と同様，給与システムなどを活用して，職種別に給与費を各診療科に直課し，法定福利費などについては共通費として人員数比率などを用いて各診療科に配賦する。また医師については，タイムスタディは不要となるが，診療科の採算性を入院と外来で分離して把握する場合は，部門別原価計算で実施されたタイムスタディをもとに，入院データを診療科単位に集計することで把握できる。

　一方，病棟看護師・看護助手については，病棟単位で集計された給与費を，タイムスタディを実施して診療科別に集計する方法が考えられる。これは，病棟内でどの診療科の患者に対して，どのくらいの時間を費やしたかという観点からタイムスタディを行い，このデータをもとに配賦基準を設定して，各病棟における看護師・看護助手の給与費を各診療科に配賦することになる。ただし，タイムスタディで配賦を行った場合，患者の重症度や看護師のスキルといった因子は反映されない。例えば，ベテラン看護師は短時間で難しいケアをこなすことができるのに対して，新人看護師は簡単なケアでも時間がかかる，ということは考慮できない。つまり，患者の重症度に応じた給与費の配賦は行われず，作業時間のみが配賦基準となる点について注意する必要がある。

1. 診療科別原価計算の手法　105

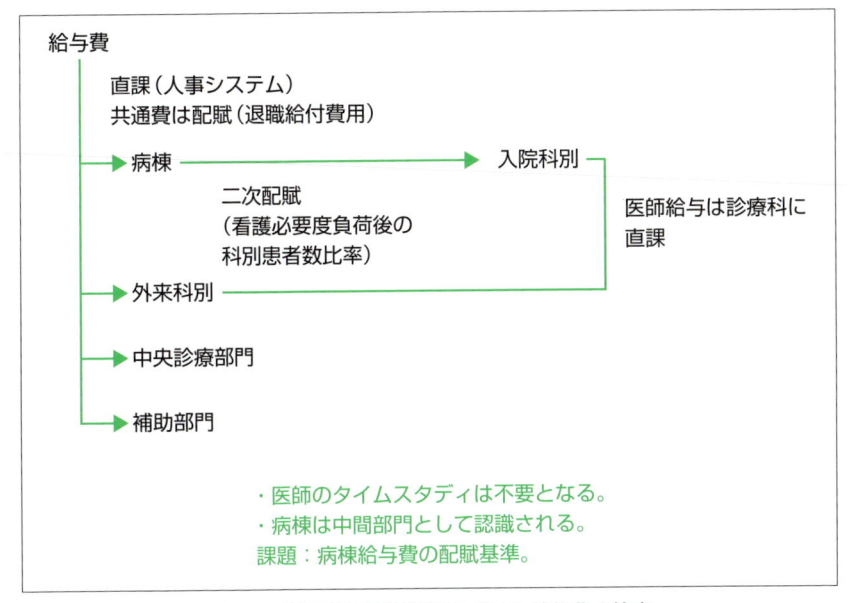

```
給与費
  直課（人事システム）
  共通費は配賦（退職給付費用）
    → 病棟 ──────────────→ 入院科別 ┐
             二次配賦                  │ 医師給与は診療科に
             （看護必要度負荷後の      │ 直課
              科別患者数比率）         │
    → 外来科別 ─────────────────────┘
    → 中央診療部門
    → 補助部門

・医師のタイムスタディは不要となる。
・病棟は中間部門として認識される。
課題：病棟給与費の配賦基準。
```

図 4-1　診療科別原価計算における給与費の算出

　また，タイムスタディを行わない場合は，病棟ごとの診療科別患者数構成比率などで各診療科へ給与費を配賦する方法も考えられる。しかし，この場合も患者ごとの重症度は考慮されないため，各患者の看護必要度を用いて係数に直し，これを付加した患者数を用いて配賦係数とするなどの方法が必要となる（**図 4-1**）。

　つまり，各病棟の医師の給与費は部門別原価計算の段階で診療科別に分離し，医師以外の給与費はできるだけ実態に近い形で各診療科に給与費を配賦するのである。ただし，そのための配賦基準の設定などやタイムスタディなどに調査時間や費用がかかってしまうようでは本末転倒となるため，このバランスを考慮した調査を行う必要がある。

　また，これにより，病棟別給与費は診療科単位に集計されることになるため，病棟は最終原価単位ではなく中間部門として位置付けられることになる。

②材料費の算出

　材料費については，診療科別の使用材料が把握できるようなシステムになっていることが理想的である。医薬品費については，患者単位で使用された医薬品を把握する。部門別原価計算と同様に，電子カルテを用いている場合は，電子カルテ情報からこのデータを取得することが可能と思われる。電子カルテを用いていない場合は，オーダーリングシステムなどから同様のデータを取得することになる。

　また，診療材料については，各病棟へ払い出された診療材料がどの診療科の患者に使用されたのか，というデータを収集できるしくみが必要である。これも前述の通り，各病棟への払い出し物品データは把握できても，電子カルテに使用材料が入力されていない場合は，これを患者単位で把握するのは難しい。このため，直課できない診療材料については，給与費と同様に，看護必要度を付加した診療科別患者数比率などの基準により各診療科に配賦するなどの方法をとる(**図 4-2**)。

　さらに，抽出した使用データと各病棟への払い出しデータとの差異については，部門別原価計算と同様，原価差異として原価から外すか，患者数比率などを用いて配賦するといった手続きが行われる。

```
材料費
 └─ 払い出しデータ直課
    (物流システム)
      ├─▶ 病棟 ──── 直課(電子カルテ) ──▶ 入院科別
      ├─▶ 外来科別
      └─▶ 中央診療部門
```

課題：払い出しデータと使用データの差異の処理。
　　　電子カルテへの入力の有無。

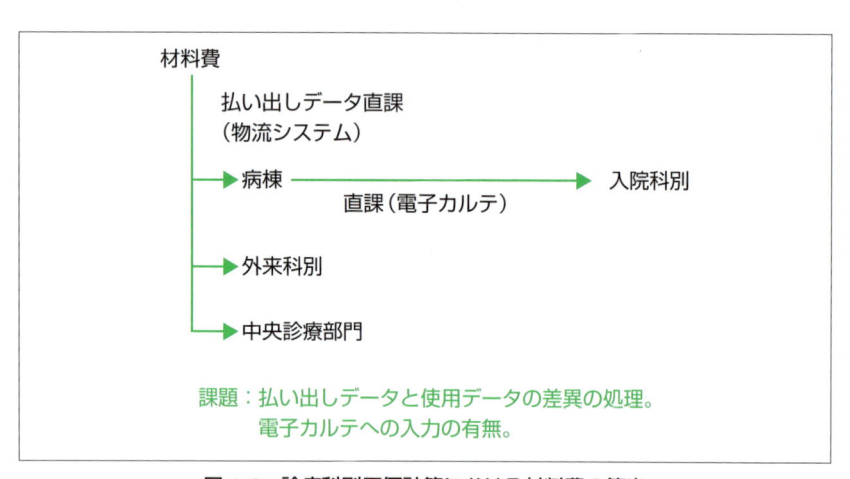

図 4-2　診療科別原価計算における材料費の算出

③経費の算出

　経費についても，できる限り診療科が特定できるものは該当する科に直課する。そのためには，財務会計段階において負担部門を設定するなどの工夫が必要となる。また，共通費については，面積比率や人員比率などの配賦基準により，部門別原価計算と同様，各部門へ計上する。病棟に計上した経費については，看護必要度負荷後の入院患者数構成比率で各診療科に配賦する方法などが考えられる（**図 4-3**）。

　また，建物・設備の減価償却費については，いったん病棟別に面積比率で配賦した後，看護必要度負荷後の診療科別患者数比率で診療科に配賦するなどの方法が考えられる。

　さらに診療科に対して直課されるものについては，入院で使用するのか外来で使用するのかをヒアリングなどを通して確定し，入院または外来に計上することになる。例えば，診療科が購入する医療機器の保守料を入院と外来のどちらに計上するか，といった問題に対する計上方法などがこれにあたる。もし，入院と外来のどちらで使用するかわからない場合は，患者規模

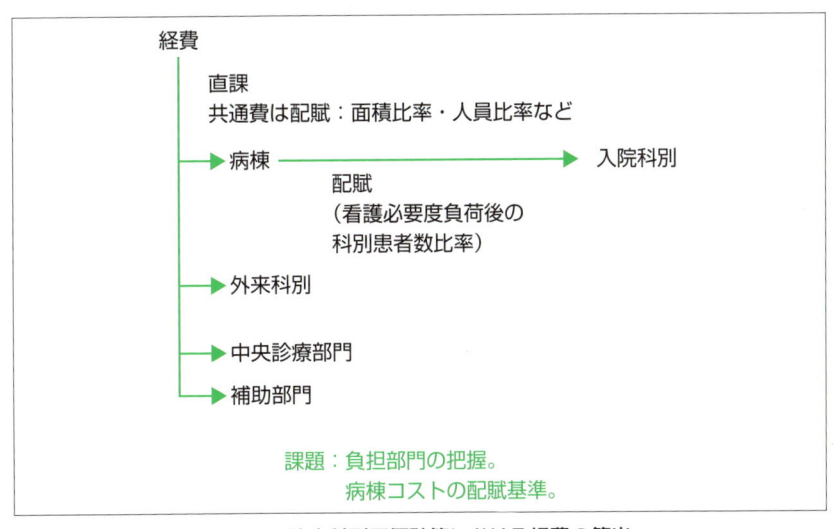

```
経費
 ├ 直課
 │  共通費は配賦：面積比率・人員比率など
 ├→ 病棟 ────────────→ 入院科別
 │      配賦
 │      （看護必要度負荷後の
 │       科別患者数比率）
 ├→ 外来科別
 ├→ 中央診療部門
 └→ 補助部門

課題：負担部門の把握。
　　　病棟コストの配賦基準。
```

図 4-3　診療科別原価計算における経費の算出

(入院患者1名＝外来患者3名と換算したもの)や，医師法に基づく外来入院の医師数割合(1：2.5または5)などを利用して原価を配賦するという方法をとることも考えられる。

④部門配賦と総括表のポイント

このようにして各診療科の原価を算出した後，補助部門原価や中央診療部門原価を各診療科に配賦することになるわけであるが，これも部門別原価計算の基準を基に，診療科別の配賦基準の設定が行えるように，配賦基準の基となるデータを整備する必要がある。

したがって，診療科別原価計算を行うためには部門別原価計算のデータが必要となるため，部門別原価計算の実施がその前提条件となることがわかる。

診療科別原価計算は，入院・外来を合わせた総括表を作成する。この診療科別原価計算の総括表は，各診療部門に対して入院・外来のどちらの利益率

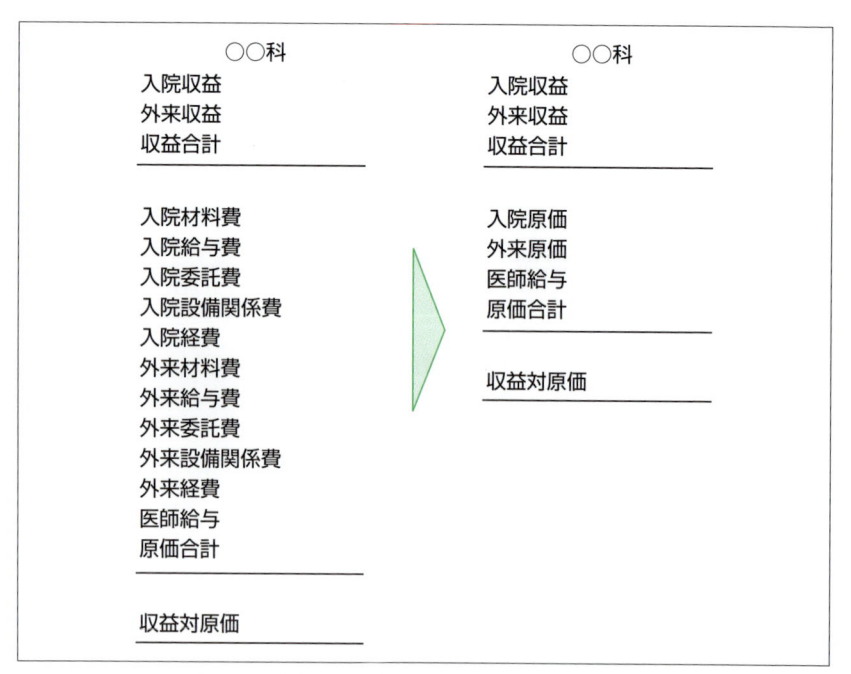

```
         ○○科                        ○○科
    入院収益                     入院収益
    外来収益                     外来収益
    収益合計 _____              収益合計 _____

    入院材料費                    入院原価
    入院給与費                    外来原価
    入院委託費          ▷        医師給与
    入院設備関係費                 原価合計 _____
    入院経費
    外来材料費                    収益対原価 _____
    外来給与費
    外来委託費
    外来設備関係費
    外来経費
    医師給与
    原価合計 _____

    収益対原価 _____
```

図4-4 診療科別原価計算結果のフォーマット事例

が高いのか，どちらの診療に改善の余地があるのかといった情報を与えることができるため，部門別の総括表と同様，科別の総括表も各診療科に公開することで，業務改善や部門評価につなげるなどの利用が考えられる。この場合，医師の給与を入院と外来に分離して計上する方法と，医師の給与はまとめて報告する方法がある。分離する場合は，前述の通り，タイムスタディなどをもとに入院と外来に分離することになるが，まとめて報告する場合は，医師の給与費は別掲として報告することになる。この場合のフォーマット事例を図 4-4 に示す。

2. 患者別原価計算の手法

　患者別原価計算を行うためには，部門別原価計算を基礎としながら，各部門で提供される医療サービスごとにコストを算出し，患者が各医療サービスをどのくらい提供されたのかを計測して算出する必要がある（図 4-5）。

　その手続きは，まず部門別原価計算によって設定された各部門において，患者にどのようなサービスを提供しているのかを明らかにする。これを「サービス単位」と呼ぶ。例えば，放射線診断部門であれば，単純撮影や血管撮影，単純 CT，造影 CT などのように設定し，検体検査部門であれば一般検査や血液検査，生化学検査，免疫検査，細菌検査といった設定が考えられる。また，生理検査部門であれば心電図検査，心エコー検査，脳波検査，肺機能検査，筋電図検査というように，診療報酬点数表に記述される診療行為が参考となる。

　この設定により，各部門においてどのサービス単位を何単位実施したのかを集計することで，当該部門の延べ操業度を計測する。この際，それぞれのサービス単位にかかるコストは異なることから，単純にサービス単位×実施件数の総和をもって延べ操業度とすることはできない。そこで，正確にはサービス単位ごとにどのくらいのコストが発生するかについて把握する必要が生じる。この計測方法としては，毎回作業時間を計測するなど，実際に発生するコストをモニタリングする方法が最も正確な計測方法であるが，その実施のための作業時間と作業コストが膨大なものとなり，実務的とは言い難

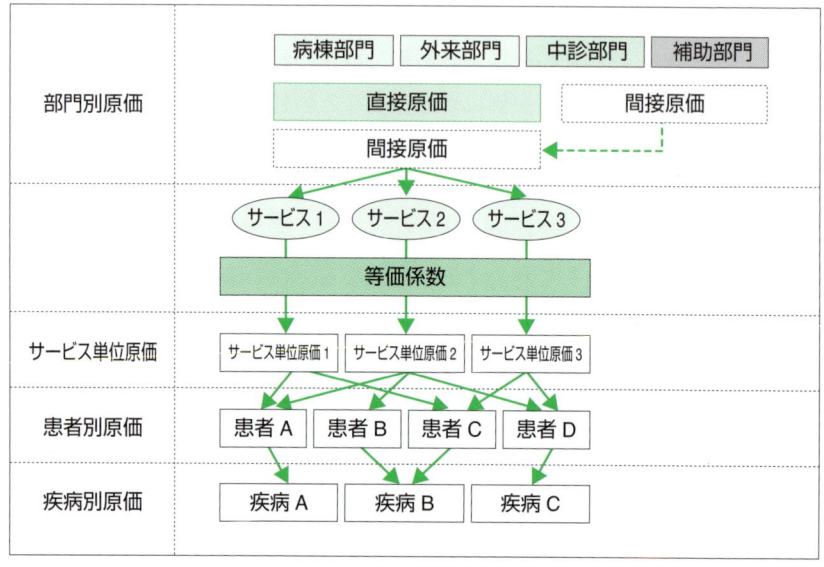

図 4-5 患者別原価計算の手続き

くなる。そこで，タイムスタディにより各サービス単位の実施にかかる時間を計測し，その実施時間を基準にサービス単位ごとの作業コストに重み付けを行う方法も考えられる。しかし，この場合であっても，サービス単位別にタイムスタディを実施するという作業コストと作業時間が発生するため，こちらも実務的には困難である。そこで，各部門の管理者や実際の業務担当者にアンケートやインタビューを行うエキスパートオピニオン法により，サービス単位ごとに標準作業時間を設定し，これをもとにサービス単位の重み付けを設定し，これに実施件数を乗じることで各部門の延べ操業度を算出する方法が考えられる（**図 4-6**）。

この方法を用いてシミュレーションを行う。例えば，**図 4-6** に示した部門のサービス単位はA・B・Cの3種類であり，この部門の計算対象期間の原価が600万円とする。この場合，単純に実施件数300件を延べ操業度とするとA・B・Cそれぞれ1件あたり2万円のサービス単位原価となる。一方，等価係数を用いた場合，延べ操業度は292件となることから，

サービス単位	A	B	C	
等価係数	1.0	1.2	0.8	
(標準作業時間	10分	12分	8分)	
	×	×	×	
実施件数	100	80	120	300件
等価係数付加後	100	96	96	292件

図 4-6　等価係数を用いたサービス単位別操業度の算出

600万円÷292件≒20,548円で，これに等価係数を乗じることにより，A＝20,548円，B＝20,548円×1.2＝24,658円，C＝20,548円×0.8＝16,438円というように，サービス単位別原価を算出することが可能となる。

次に，実際の実施件数の内訳について，各サービス単位がどの患者に何単位提供されたのかを把握することで，サービス単位原価×実施件数により原価を患者ごとに算出することができる。

また，患者ごとの原価が算出されることにより，DPCコードを用いれば，疾患別の原価も分析することが可能となる。

この手法は，ある程度は診療報酬点数表の活用により実施することができる。ただし，病棟看護師のサービス単位の設定をどこまで精緻に行うかを考慮する必要がある。

病棟看護師の原価を患者別に計上する場合，オーダリングシステムなどによって把握できる看護サービスはサービス単位として認識することができる。しかし，看護記録などには記述されるがオーダリングシステムや医事システムにはインプットされない看護サービスは，サービスを患者に提供しているにもかかわらず，そのコストはサービス単位として認識されないことになる。このため，精緻に患者別原価計算を行うためには，電子カルテシステムなどを通じて，看護のサービス単位の設定を行い，その実施をモニタリングする必要が生じる(図4-7)。

このように，サービス単位設定も精度を追求すればするほど，複雑性が高

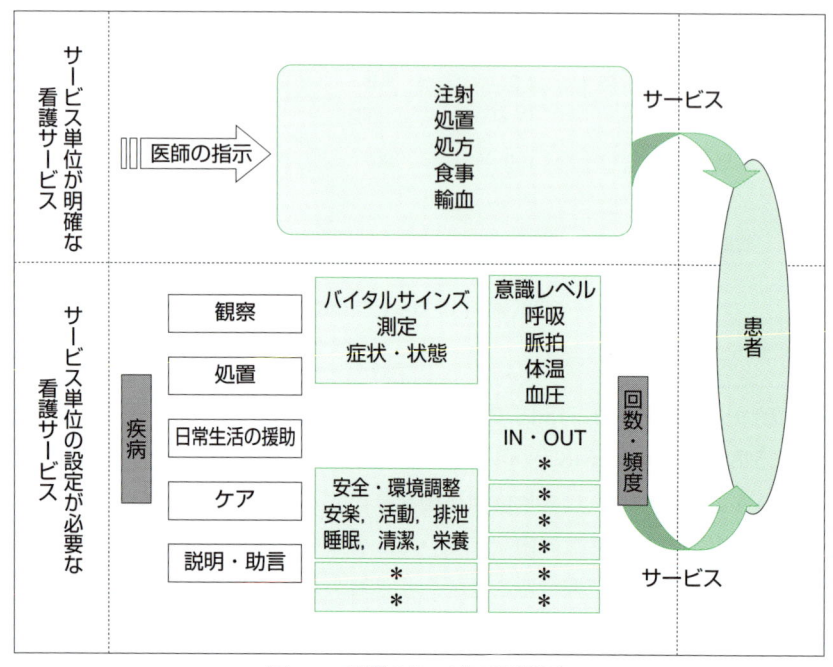

図 4-7　看護のサービス単位設定

まるとともに作業コストも高くなる。特に患者別原価計算の実施は，単純に考えると原価対象となる部門数×平均サービス単位数となることから，手作業で実施することはもはや不可能と考えられる。

したがって，電子カルテ導入やリニューアルなどの検討段階において，これらのシステムを設計することが求められる。

一方，これらの作業負荷を軽減する方法として，クリティカル・パスの活用が考えられる。これは，クリティカル・パスに設定された医療サービスとサービス単位原価を組み合わせることで，パスごとの標準原価を設定することが可能となる。これを用いれば，パスを利用した患者であれば，自動的に原価が算出されることになる。ただし，精緻に原価を求める場合は，バリアンス部分の原価を別途算出する必要がある。

第5章
病院原価計算の多様化

【概要】 DPC/PDPS の実施や，病院事業の拡大など，個々の病院の経営課題は多岐にわたる。この課題解決のツールとして原価計算を用いる場合，従来の総原価を用いた部門別原価計算や診療科別原価計算では，本来の目的に適した経営情報の提供が果たせない場合もある。

本章では，このような背景から，多様化する病院原価計算手法について，いくつかの事例を紹介し，そのあり方を考えることとする。

キーワード

セグメント会計，シェアリング，生産性指標

1. セグメント会計

病院が行う事業のなかで，その業績を特に重点的に管理する必要がある場合，診療科や部門といった原価単位ではなく，事業別の採算性を評価することになる。これは一般企業の場合，企業会計基準委員会にて定められた企業会計基準第 17 号「セグメント情報等の開示に関する会計基準」および企業会計基準適用指針第 20 号[1]において，セグメント会計として次のように定義されている。

「4. セグメント情報等の開示は，財務諸表利用者が，企業の過去の業績を理解し，将来のキャッシュ・フローの予測を適切に評価できるように，企業が行う様々な事業活動の内容及びこれを行う経営環境に関して適切な情報を提供するものでなければならない。

5. 本会計基準は，企業又はその特定の事業分野について，その事業活動

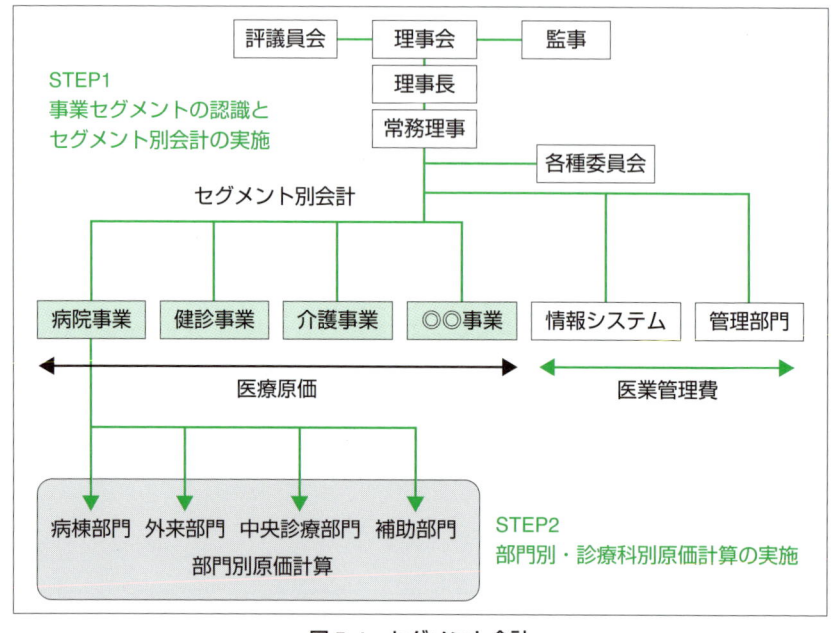

図5-1 セグメント会計

の内容及びこれを行う経営環境を財務諸表利用者が理解する上で有用な情報を，本会計基準に定める事項に加えて開示することを妨げない」[2]。

　これを病院経営に適用すると，戦略的に経営資源を投入する事業計画を実行する場合，その事業の成否は病院経営に多大な影響を与えることから，このような事業を「セグメント」として認識し，その採算性を把握して評価を行う必要が生じる。

　このため，診療科や部門の上位概念としてセグメントを位置付け，セグメント別の会計を実施することになる。場合によっては，組織図上も診療科や部門の上位概念として位置付ける必要もある（**図5-1**）。

　このセグメント会計を実施することで，採算事業と非採算事業を把握し，経営改善活動や追加投資，場合によっては事業撤退も含めた意思決定に活用することができる。

　例えば，病院事業や健診事業，介護事業など，病院が複数の事業を展開す

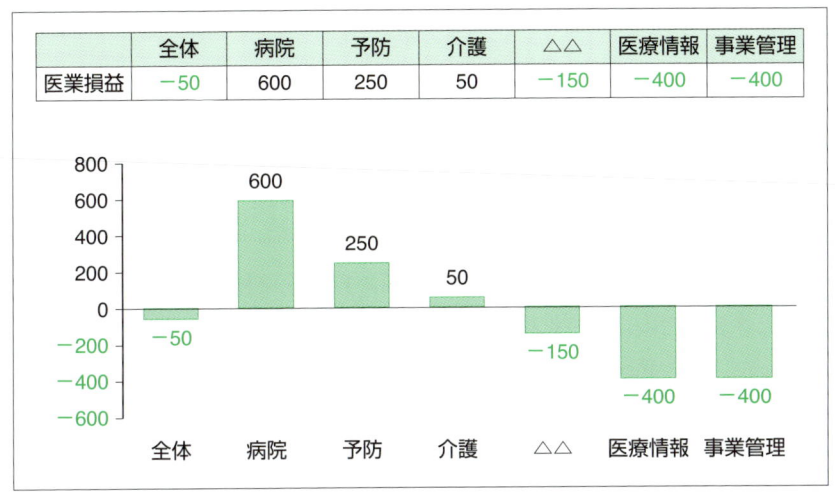

	全体	病院	予防	介護	△△	医療情報	事業管理
医業損益	−50	600	250	50	−150	−400	−400

図 5-2　セグメント会計のフィードバック事例

るような場合は，セグメント会計情報をもとに，それぞれの事業にどのくらいの経営資源を投入すべきなのか，といった経営意思決定につなげることが考えられる。

　また，セグメント会計により，そこから得られる各セグメントの利益が，病院全体にどのような影響を与えているのかということを明らかにすることで(図 5-2)，経営改善を要する事業の優先度を確認し，実行するといった活用も想定される。

　このことから，部門別原価計算や診療科別原価計算は，このセグメント会計を実施したうえで，さらに病院事業を部門別・診療科別に展開して業績評価を行う場合に行われることがわかる。このように，セグメント会計の実施によって，病院全体の事業評価は 2 段階に展開することが可能となる。

　このセグメント会計は，病院の事業内容が複数にわたり複雑である場合や，規模が大きい場合，事業を行う地域が広範囲に及ぶ場合などは，これを行う必要性や意義があると思われる。一方，病院の規模や事業範囲が小さい場合は，2 段階にわたる計算プロセスを考慮すると，診療科別原価計算や部門別原価計算のほうが適することも想定される。

さらに，セグメント会計を実施するためには，財務会計システムの洗練化も求められる。

これらのことから，セグメント会計による事業評価については，病院の状況や管理体制などを踏まえた実施が必要と考えられる。

2. シェアリング概念を用いた原価計算

DPC/PDPSにより，従来の部門別原価計算や診療科別原価計算の手法では中央診療部門の採算性把握の精度が低下するため，新たな計算手法が必要となった。この課題を補完するとともに，さまざまな原価計算の目的に対応するためには，原価計算の手法は必然的に多様化することになる。

その1つとして，従来の原価計算手法におけるコストセンターやプロフィットセンターといった部門概念ではなく，収益を全部署に帰属させることで，病院経営への貢献と各部署の経営課題を明確にする手法が報告されている。

そこで，この収益を各部署に帰属させる手法について，その手続きの概要や期待される効果などについて考える。

これらは研究者や病院実務者，システム会社などによって「貢献原価」や「院内協力対価」「院内取引」などの用語で紹介されており，この手法に対する取り組みの拡大が想定される。また，それぞれの研究や実践において，収益を各部門に帰属させる手法はさまざまであるが，それらに共通したプロセスは，基本的には次のように整理することができる。

まず，出来高レセプトより患者単位に診療報酬点数を集計し，診療区分などの明細単位に，シェアリングを設定する。これは，ワークショップなどを行い，各部門の責任者や担当者による議論を通じて，例えば「検査部門収益は当該診療区分における診療報酬点数の○○％とする」，などのように，診療区分の診療報酬のうちどのくらいの割合を各部門に割り当てるかを決定する。DPC対象病院の場合は，包括レセプトより患者単位に診療報酬点数を集計するが，その際にこのシェアリングによるパラメータを用いて，包括点数を各部門に配分する処理を行う。これにより，コストセンター・プロ

2. シェアリング概念を用いた原価計算

表 5-1 包括点数のシェアリングの事例

診療科A		出来高点数	シェアリング	包括点数	分配後
検査料	診療科A	100	3%	0	24
	検査部門		7%		56
入院料	診療科A	900	90%	800	720
合計		1,000	100%	800	800

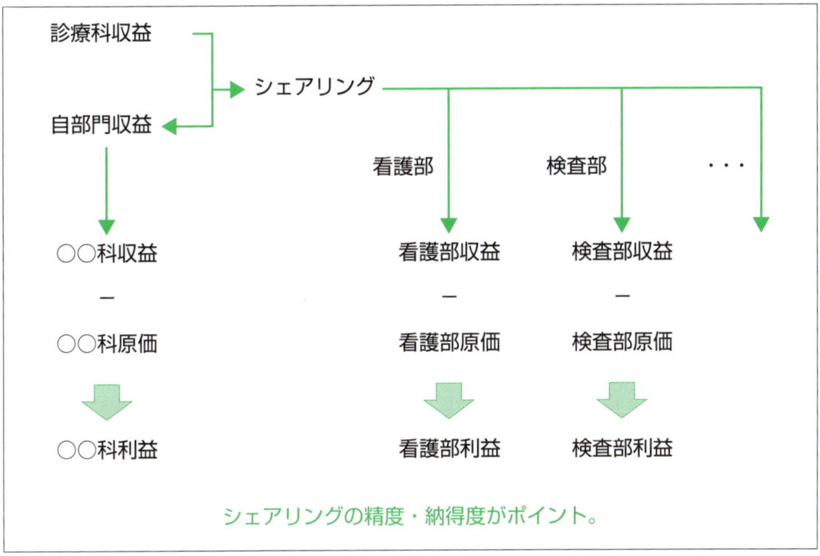

図 5-3 シェアリングによる原価管理システムの考え方

フィットセンターといった従来の責任センターに基づいた部門概念ではなく，いわばすべての部門をプロフィットセンターとして，診療区分ごとの収益が分配されることになる(**表 5-1**)。

この手法を用いることで，看護部や検査部や医事課など，病院各部門の収益に対する貢献度が示されるとともに，そこからそれぞれの部門原価を控除することで，部門利益を計算することが可能となる(**図 5-3**)。

ただし，この手法を用いる場合は，シェアリングの精度や納得度の確保が必要と考えられる。恣意的にシェアリングを定めてしまうと，各部門の実感と乖離してしまうからである。このため，前述のようにワークショップなど

を通じて各部門の責任者や担当者による議論を経て納得したうえで，シェアリングを決定する手続きが重要となる。

　また，この手法では原価の部門配賦が行われないことから，計算プロセスが簡素化する。つまり，従来の部門別原価計算の手続きにおける，直接費の計上および部門共通費の配賦による一次集計段階までの原価を用いて，各部門の採算性を評価することになる。この段階においては，前述の通り財務会計システムの洗練化による負担部門計上の精度を上げることができれば，直接費の割合が高くなることが想定される。これにより，計算結果を各部門にフィードバックする際に，具体的な原価の内訳まで説明することができることから，計算結果に対する納得度の向上も期待される。

　さらに，これまでコストセンターとして位置付けられ，経営に対する貢献度が明確に示されてこなかった部門では，この手法を用いることで収益に対する貢献が明確となるため，モチベーション向上につながることも期待される。

　そこで，シェアリングの具体的手法について，画像診断部の事例を取り上げる。

　原価は，セグメント会計を実施することにより，財務会計システムにおいてすべての勘定科目に負担部門を登録する。例えば給与費であれば，人事管理システムの部門と財務会計システムの負担部門を同じコードに設定することで，部署だけではなく，係，担当まで細分化して設定することができる。これにより，画像診断部に所属する従業員の給与費は，人事システムからほぼ自動的に原価計算システムへ抽出される。また，保守料であれば，画像診断部において保守契約しているものについて負担部門コードを付加することで，財務会計段階において画像診断部において発生する原価をとらえることができる。その他の原価についても，負担部門コードを付加して財務会計システムに仕訳計上することで，直課できる原価の範囲が拡大されるため，より正確な原価を各部門に直課することが可能となる。

　収益については，診療科ごとに収益を算出し，これを前述のシェアリングルールに基づき該当する部門に分配する。

具体的には，外来・入院診療収益，室料差額収益は，医事システムの科コードにより診療科別・入外別に紐付ける．また，自費や保険適用外のデータも DPC/PDPS における DEF ファイル，外来 EF ファイルのデータを用いて抽出することで，保険区分にかかわらずすべての収益を各診療科に直課することが可能となる．このように，収益を診療科別に抽出するためには，自費診療などの分についても DPC/PDPS と同様に EF ファイルを適用する必要がある．

次に，各診療科に直課された収益のシェアリングを行う．前述のとおり，これについてはシェアリングルールの納得を担保することが重要である．この場合，精緻に調査や検討を行い，シェアリングルールを決定する方法もあるが，オーダー科(収入が付く科)に該当する収益は3割とし，実施した部門には該当する収益の7割を対価として割り当てるなど，簡易な方法も実務的である．例えば，脳外科外来に受診しCT検査を受けた場合の収入が，10,000円であった場合，脳外科に収益が3,000円，画像診断部への対価として収益が7,000円を分配する，ということになる．

この「7:3ルール」については，当初は経営トップの経営感覚で仮設定し，実際にシェアリングを行った結果から，その納得性を判断するという手続きにより，設定値を決めていく．また，すべての収益に7:3ルールを適用するのではなく，例えば麻酔科においては麻酔関連(データ区分54)の収益は一部例外を除いて直課する，つまり麻酔科に収益をすべて(10割)割りあてるなどのように，すべて同じ分配率ではなく，経営トップや診療現場の納得度に応じて使い分け設定することが求められる(図 5-4)．

また，画像診断部はX線，CT，MRI，エコーなど，詳細な部門に細分している場合もある．この場合，収益は詳細な部署単位に計上することができたとしても，原価を各部署に直課することは容易ではない．例えば給与費について，各放射線検査が固定スタッフではなく，シフトで担当が代わる場合は，放射線検査ごとの給与費を特定することは困難である．それらを特定するためには，タイムスタディなどを行う必要があるが，これには時間と労力がかかり実務的ではない．そこで，放射線検査ごとに係数(重み付け)を設定

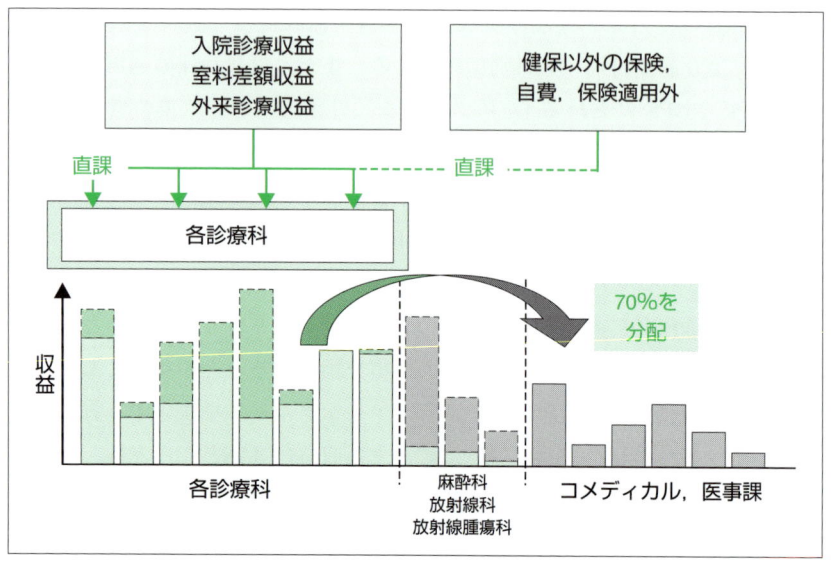

図 5-4　シェアリングの事例

し，直近3カ月の件数(トレンド)を用いてシェアリングの分配率を設定するなどの方法が考えられる。この係数の設定に関しては，現場責任者にインタビュー調査などを行い，1検査にかかる時間，スタッフ数，使用機器などにより，単純X線撮影の係数を1.0とした場合，他の検査の業務量はどのくらいの係数を設定することが妥当か，というように，エキスパートオピニオン法によりそれぞれ係数を仮設定する。そして，この設定により実際にシェアリングを行った結果をみて，その納得度を判断し，確定するという手続きが取られる。このように，シェアリングのルールを決める際は，当該現場の納得を得ることが重要である。

　このシェアリングを用いることで，**図 5-5** のように診療科だけでなく，直接収益を得ることのできないコメディカル部門も含めた採算性を把握することができ，同じ表上で比較することが可能となる。

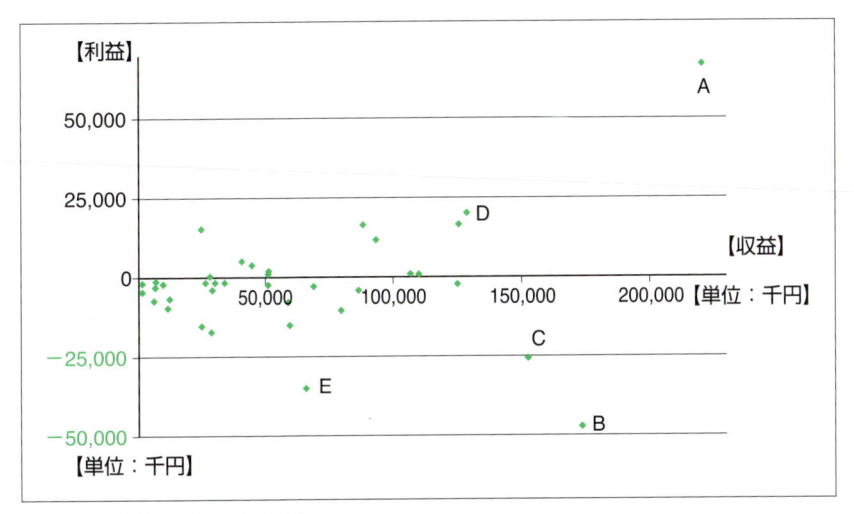

(診療科別収益・利益の分散図)
図 5-5　シェアリングを用いた原価計算結果の報告事例

3. 原価データを利用した診療科別生産性指標

　病院原価計算手法の多様化の事例として，済生会全体の済生会医学・福祉共同研究にて開発された，済生会清水式管理会計規定および理論（Saiseikai Shimizu Managerial Accounting Regulation & Theory：以下「済生会 SMART」）の事例を紹介する。

　この「済生会 SMART」は，済生会川口総合病院事務部長の森田真央氏を主任研究員として，2012 年 3 月から 2013 年 2 月に行われた，済生会原価計算カンファランス（Cost Accounting Conference：以下「CAC」）において開発された手法であり，済生会川口総合病院財務・法務課課長の清水吉則氏によってその理論が提示され，CAC に参画した全国 21 の済生会病院の協力により実践されたものである。

　そこで，この済生会 SMART の開発と実践を担った前述の清水吉則氏をはじめ，済生会吹田病院事務長の宮部剛実氏，済生会千里病院事務部次長の高元信二郎氏の 3 氏による実践報告を紹介する。

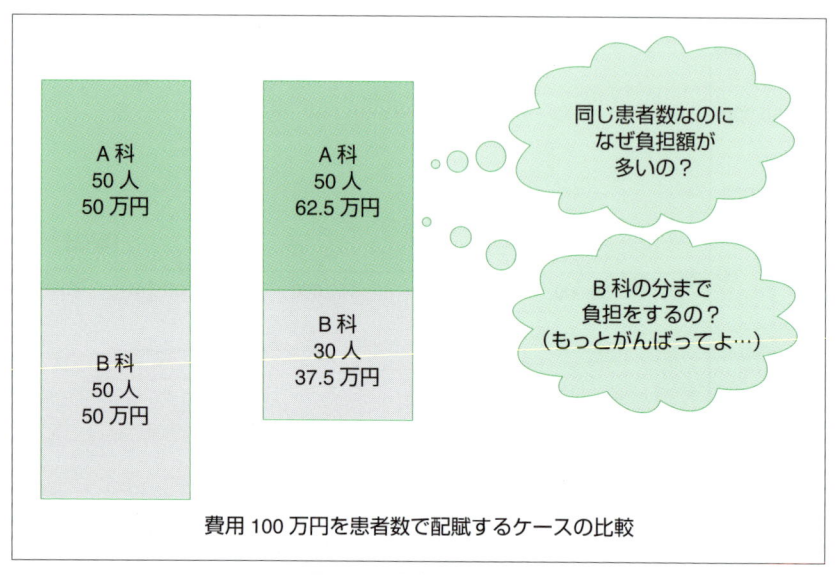

図5-6　配賦の問題点①

1）原価データを利用した診療科別生産性指標「済生会SMART」（執筆：清水吉則）

　病院原価計算に期待する項目の1つとして，効率的な原価計算手法やベンチマークができる原価計算への要望が考えられる。その背景には，配賦基準の問題，計算精度の問題，計算結果の活用の問題，DPC/PDPSに対応するための原価計算手法など，原価計算担当者が抱える原価計算に対するさまざまな悩みが存在する。特に，配賦と活用は大きな課題として認識される。

　配賦について，多くの病院では原価計算の実施に際しすべての原価を計算対象に配賦を行っていることから，そこでは配賦基準の納得性という問題が発生する。

　例えば，100万円の原価を各診療科へ配賦する場合，配賦基準として延べ患者数比率を用いるとすると，ある月はA・Bの診療科にて50人ずつ患者を診察していた場合，それぞれ50万円ずつ配賦されることになる。別の月

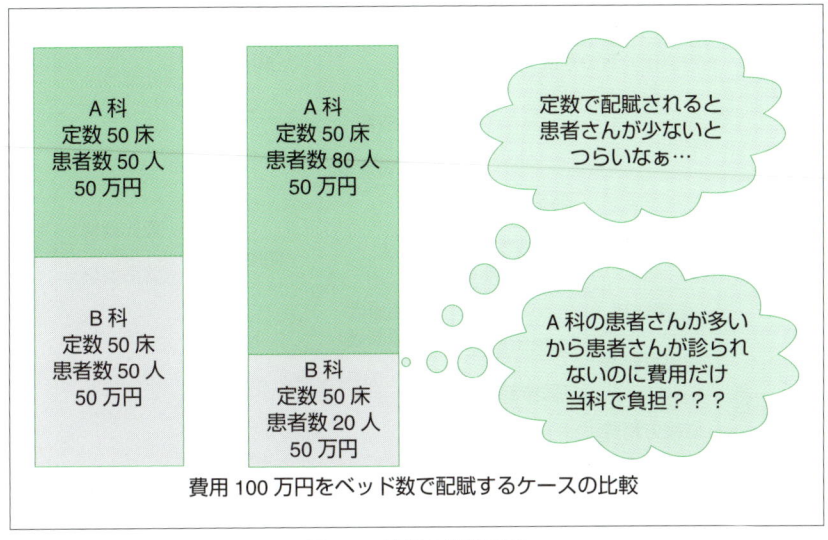

図5-7 配賦の問題点②

ではA科が50人・B科が30人となった場合は，A科に62.5万円，B科に37.5万円が配賦されることになる。この場合，A科の医師からは，同じ50人をみていても「なぜ同じ患者数なのに負担額が多くなるの？」「B科がもっとがんばってよ」といった不満感を生むような結果となる（図5-6）。

一方，診療科が担当している病床数を配賦基準とした場合，それぞれ50床が定床とし，同様に100万円の原価を各診療科へ配賦すると，いずれの月も両診療科へは50万円ずつ配賦されることになる。しかし，毎月の患者数がA科・B科ともに50人であれば納得感が得られるが，ある月にA科がB科の病床を利用して80人の患者数となりB科は20人となった場合においても，A・B両科に50万円の原価が配賦されてしまうと，B科の医師にとっては，「定数で配賦されるのはおかしい」「自分の科の患者を入院させたくてもできなかったのに原価だけ負担しなければいけないのか」といった不満感が発生することになる（図5-7）。このような配賦の問題は，原価計算への理解が得られない要因の1つである。

次に，原価計算を活用できない原因として総原価を対象に原価計算を行う

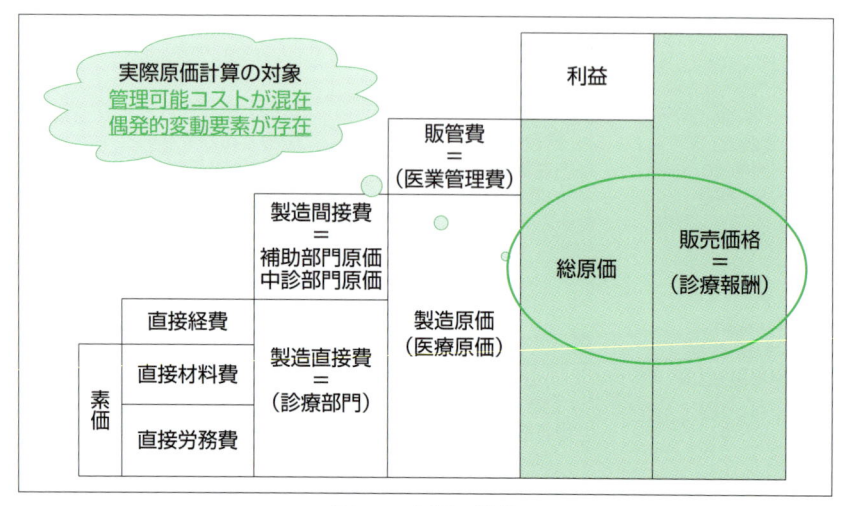

図 5-8 原価の構成
(櫻井通晴：管理会計．同文舘出版，p35，1997[3]より改変)

と，計算結果から読み取れる内容が非常にわかりづらい結果となってしまうことが考えられる(**図 5-8**)[3]。

　医療における原価の構成は，診療科に直接的にかかる人件費，材料費，経費の他に，中央診療部門などの原価，さらには管理部門にかかる原価である医業管理費などといった費用で構成されている。従来の病院原価計算ではこれらすべての原価を計算対象とし，さまざまな配賦基準を用いて原価を配賦している。そのため，各部門がそれぞれの責任範囲でコントロールできる管理可能コストと管理不可能コストが混在し，計算結果からみえる結果のフォーカスがぼやけてしまう。

　また，患者数や機器の操業度といった偶発的変動要素も存在しているので，計算結果を読み込み分析するにあたっては，それぞれ要素についてのバックグラウンドを理解する必要がある。

　病院において消費されるコストは，大きく各部門で管理可能なコストと病院全体として管理するコストに分けられる。そのため，すべてのコストを各部門で管理することはできない。そこで，済生会 SMART では各部門が管

表 5-2　管理可能コスト

診療科が管理	病院が管理
・薬剤(選択・使用量)	・薬剤(価格・購入先)
・材料(選択・使用量)	・材料(価格・購入先)
・オーダー	・人員配置
手術	・設備投資
検査	・資金調達
放射線　など	・新規事業

理できるコストを「管理可能コスト」と定義し，計算対象とするコストを区分した。診療科を対象とした原価計算の管理可能コストを考えると，診療科の医師は，薬剤や材料の種類の選択や，手術，検査，放射線などの中央診療部門へのオーダーはそれぞれの裁量でコントロールできるが，薬剤や材料をどこからいくらで購入するかといったことや，看護師の配置や放射線や検査などの中央診療部門や事務部門への人員の配置や建物や医療機器などへの設備投資，投資のための資金調達，新規事業の展開などは，一般的にはコントロールできない。そこで，これらのコストは病院全体としてコントロールするコストとなり，診療科にとっては管理不可能コストとなる(**表 5-2**)。

　偶発的変動要素とは，患者数や医療機器の操業度，手術室の稼働状況などの要素である。この要素が常に一定であるならば，総原価を対象とした原価計算も有効であると考えられるが，ほとんどの病院においてこれらの要素は月ごとに異なる。そのため，患者数や操業度を配賦基準に使用すると，原価の配賦条件が月々で異なるため，時系列比較が困難となる。また，これらの要素を補正して原価計算に反映させることは非常に困難な作業を伴うため現実的ではない。

　これらを考慮したうえで病院原価計算を考えると，"異なる目的には異なる原価を"という考えのもとに，1つの原価計算手法を用いてあらゆる分析ができる万能薬のような原価計算は存在せず，診療科の医師には診療科別の原価計算，設備投資の際に実施する原価計算は購入評価に特化した原価計算というように，目的に合わせて原価計算を行う必要があると考える。

　そこで，済生会 SMART では，原価計算に対する精度追求や精度につい

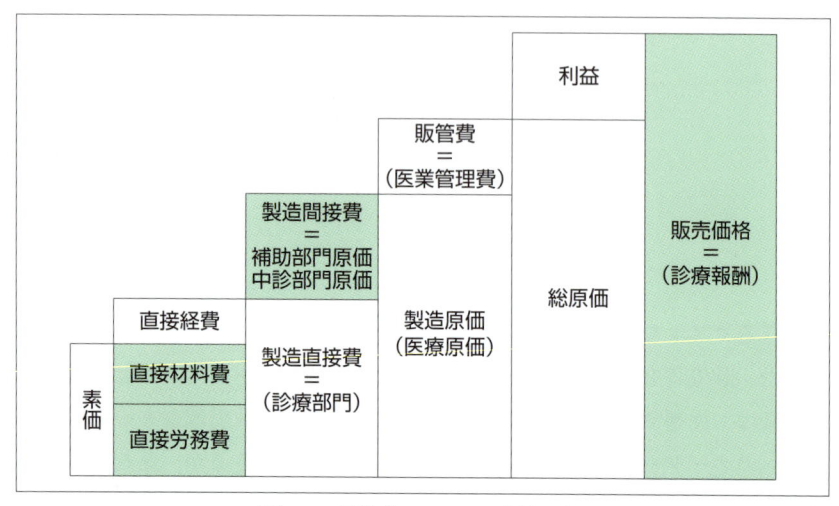

図5-9 済生会SMARTの対象原価

て理解を得たうえで活用することを重視せず，医療活動の業務改善を目的に，診療科の医師が管理可能なコストのみに焦点をあてることとした。そして，一定の精度を保ちつつ簡易的な方法で計算し，その結果を事務職員が時系列比較や他施設比較をすることで，生産性の向上に向けた「次の一手」をみつけて診療科の医師にフィードバックすることを目的とした。これは，「正解」を追求した原価計算でなく，「納得解」を追求するアプローチである。

その手法は次の通りである。収益は，各科の収益から差額室料などの医療活動に直接かかわらない収益を控除した額を計上する。原価は，診療科が管理可能なコストのみを対象とする。ここでは，直接労務費である医師の人件費，直接材料費である薬剤・材料，製造間接費に当たる看護師の人件費，診療報酬の出来高実績を基にした中央診療部門のコストを利用する。病院内の共通費や管理部門の経費などは，診療科の医師にはコントロールできないコストであるため計算対象としない（図5-9）。

また，済生会SMARTでは，医業収益に対して直接材料費を控除した額を「限界利益」，限界利益から医師人件費と看護師人件費を控除した額を

3. 原価データを利用した診療科別生産性指標　127

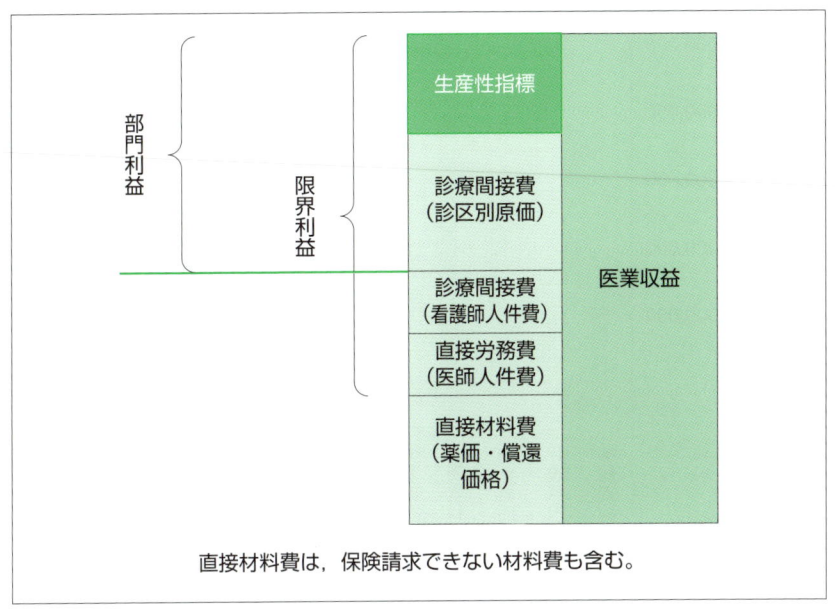

図 5-10　済生会 SMART の構成

「部門利益」，部門利益から中央診療部門のコストを控除した額を「生産性指標」と定義した（**図 5-10**）。

　この手法のメリットとして以下の3点が考えられる。1つ目は，総原価を対象とした従来の原価計算では，管理可能コストが混在し偶発的変動要素も存在するため，結果に対する納得度が低いという課題があったが，この手法では，診療科の管理可能コストを計算対象としているため診療科の医師への説明が容易で理解も得られやすくなっている。2つ目は，病院間のコスト環境差となる建物や医療機器の設備投資のコスト差や医師，看護師を除いた人件費の差異などをできる限り取り除いてあるため，病院間比較が可能となる。3つ目は，直接費以外は標準原価を用いるため，偶発的変動要素を考慮する必要がなく時系列比較が可能となる。

　一方，この手法のデメリットとして次の2点があげられる。1つ目は，標準原価を用いているため，実際の病院収支との差異が生じる。このため，財

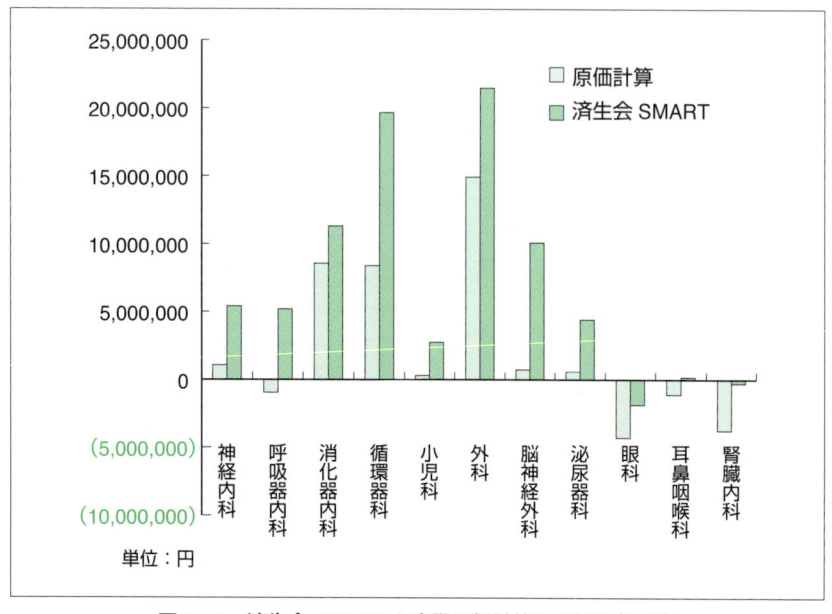

図 5-11 済生会 SMART と実際原価計算との比較（入院）

務諸表作成目的の原価計算には適用できない。2つ目は，管理可能コストのみを計算対象としているため，従来の原価計算結果に比べ，よい計算結果となることから，これが実際の利益ではないことを診療科の医師に説明しなければならないことである。

　実際の計算手法は次の通りである。まず，計算に必要なデータは医事システムから抽出される稼働額データと，DPC 対象病院については入院・外来それぞれのEファイル，DPC 対象外の病院では出来高基準の収益データ，部門別の人件費データ，診療科別医師数データ（常勤換算数），診療科別患者数データ（入院・外来）を用いる。これらのデータは，各病院において比較的容易に抽出できることが特徴である。このデータを Excel と Access を利用して計算する。CAC における活動を通じて，Eファイルから薬剤・診療材料費の抽出と中央診療部門の標準原価を利用したコストを一括処理で容易に算出できるツールを構築し，これにより各病院の作業効率が向上した*。

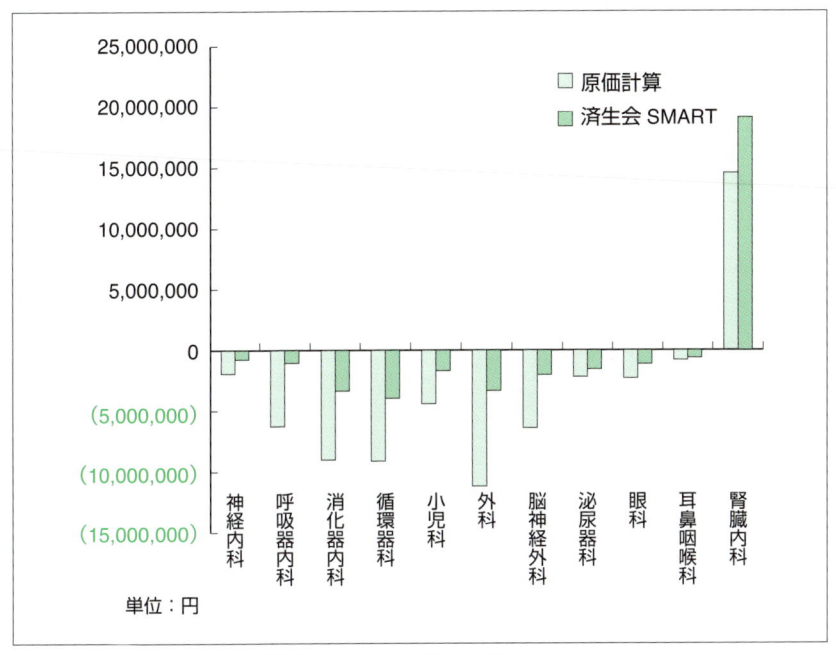

図 5-12 済生会 SMART と実際原価計算との比較（外来）

　収益は，医事システムから抽出される稼働額データを利用し入院・外来別に総稼働額を求め，差額室料とその他医業収益を控除した額を稼働額として算出する。

　次に，Eファイルを利用して前述のDPCデータ取込ツールを利用し，薬剤・診療材料費の抽出と標準原価を利用した手術・検査といった診療行為をコスト化する。この標準原価については，各病院の部門別全部原価計算を用いて設定するのが望ましい。さらに，人件費データを用いて医師と看護師の原価を計算する。これは，部門ごとに賞与概算額と法定福利費を含めた1カ月あたりの総人件費を算出する。医師については，人件費全体の入外比率は，（入院）入院患者数：（外来）外来患者数÷2.5 の比率で按分する。看護師人件費については，入院については1ベッドあたりの看護師人件費を算出

＊済生会千里病院診療情報部の三木氏により構築された。

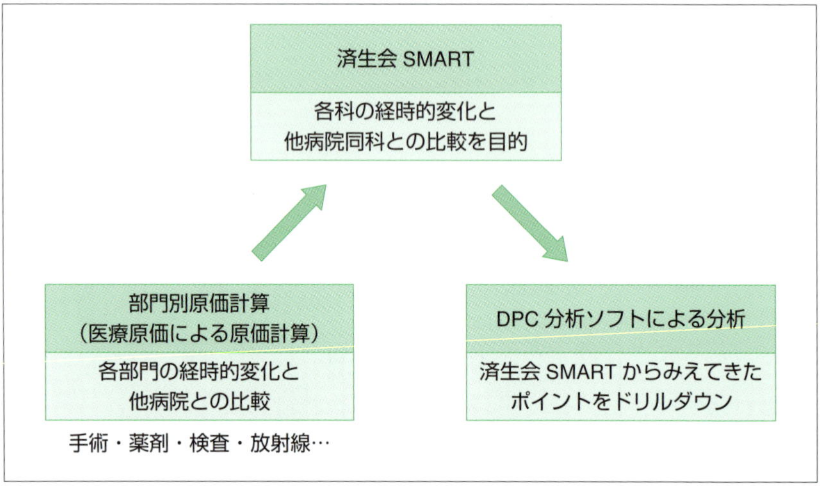

図 5-13　済生会 SMART の展開

し，外来については，外来部門の前年度看護師総人件費の 1 カ月平均外来患者数で按分して求めた外来患者 1 人あたり看護師人件費を実績に基づいて算出する。

この手法により算出される原価データについて，済生会 SMART と従来の原価計算との比較を行った（**図 5-11, 12**）。

その結果，済生会 SMART は計算対象コストを限定しているため全体的にプラスの結果となるが，結果の傾向については総原価による全部原価計算と同じ傾向となっている。

このように，済生会 SMART は従来の原価計算のような収支計算との合致を目的としたツールではなく，生産性を指標化したツールであることから，このツールを通したさまざまな比較を分析への入り口として DPC 分析ソフトによる疾患別・患者別の掘り下げた分析や部門別の総原価での原価計算を行って，標準原価との差異分析などを行うことで実践的な経営改善への取り組みに貢献することが可能であると考えられる（**図 5-13**）。

済生会 SMART は，自院の各診療科が，利用した医療資源に対してどれだけの生産性を上げているのか，また，従来の原価計算では困難であった，

他病院同科とのパフォーマンス比較ができるといった点において有効な手法と考えられる。また，計算に使用する素材も現在各病院で整備されているデータを Access と Excel といった汎用ソフトを利用して計算するため，新たな投資も必要なく導入が可能な手法であることから，その利用の拡大が期待される。

2）従来式診療科別原価計算と済生会 SMART との比較から考える(執筆：宮部剛実)

ここでは，従来式診療科別原価計算(以下，「従来式」という)と済生会 SMART を比較し，済生会 SMART から計算された原価情報が「従来式」と遜色なく活用できるかを検証する。

済生会 SMART は，「済生会 80 のすべての病院で有用性がある原価計算について研究し，実用化することを目的とする」済生会医学・福祉共同研究の「原価計算カンファレンス(CAC)」から開発された。当初は，原価計算の新たな手法開発を目指していたが，計算方法が「従来式」の概念とは大きく異なることから，「管理会計(managerial accounting)」の範囲にはあるものの，「原価計算(cost accounting)」と称していない。

しかしながら，その手法の意図するところは，診療科別収支状況の把握など病院原価計算の目的と変わらない。したがって，済生会 SMART が，「原価計算の目的を相当程度満足できるのか」「計算結果は活用できる原価情報と言えるのか」を「従来式」との比較から明らかにしていきたい。

検証方法は，原価計算アンケート調査結果を踏まえて，原価計算を実施するうえでの問題点を明らかにし，特に，原価計算結果の納得性を左右する「配賦」について「従来式」と済生会 SMART の考え方を対比し，済生会 SMART の計算方法の妥当性を検証した。また，済生会吹田病院のこれまでの原価計算の取り組み経過を概観し，現在取り組んでいる既存の原価計算ソフトと済生会 SMART との計算結果を比較し，済生会 SMART が原価計算目的を満足させる原価情報が提供できる根拠を提示した。

まず，全国済生会病院(80 病院)に「原価計算に関するアンケート」調査

表 5-3 原価計算の目的

Q 原価計算の目的		
1. 職員の原価管理(経営管理)意識の向上	12	16%
2. 部門別採算把握・損益分岐分析	27	36%
3. 部門原価構造の把握・分析による業務改善	13	17%
4. 部門別予算設定の基礎資料	3	4%
5. 業績評価(各部門の努力評価)	6	8%
6. 各部門の器材設備の購入評価	5	7%
7. 長期的な経営方針・経営計画の策定	5	7%
8. その他	5	7%
総計	76	100%

を行った。回答率は，86.3％(80病院中，回収69病院)であった。

その結果，47％(32病院/69病院)の病院が「原価計算を導入している」と回答し，導入していない病院は52％であった。

「原価計算の目的」については，荒井[4]によると，「職員の原価管理(経営管理)意識の向上」が最も多いと報告されているが，アンケート結果からは，「部門別採算把握・損益分岐分析」が最も多い結果(36％)が得られた(**表5-3**)。

全国済生会事務(部)長会・原価計算事務部会が2005年に発行した「済生会診療科別原価計算マニュアル」[5]の使用状況については，使用していない割合がわずかに多く，使用していても「参考に使用している」が多かった。なお，今回のアンケート調査により同マニュアルの存在を再認識する機会となり，同マニュアルが病院原価計算の伝統的な理論をもとに作成されていることが改めて確認できた。すなわち，「費目別(人件費・材料費・経費)」に集計し，「部門別」に計上し，直課と配賦に分けて「診療科別」へと原価を算出する流れから確認できる。各章の組み立ても同様に展開されている。

同マニュアルの特長の1つは，病院の状況に合わせて原価計算できる推奨レベルが1〜3に設定されていたことである。これは，「各施設における原価計算への取り組み段階や，採用している関連システムの相違の存在を意識し，当マニュアルでは，各施設の状況に応じて，選択的あるいは段階的に原価計算を導入していける」に配慮されたものである。

表 5-4　アンケートから浮かび上がった 4 つの問題

1. 費用対効果の問題 　・作業量が膨大な割に結果を活用しきれない。 　・効果が乏しく高い買い物にならないか。 2. 納得性の問題 　・計算結果（配賦方法）にうなずけるか。 3. 既存ソフトの問題 　・どれがよいのか（現使用を含めて）。 4. 知識の問題 　・原価計算を理解しているのか。

そのなかで推奨レベル 3 が，最も負担が少なく計算できるものであるが，済生会 SMART の「簡単・迅速・安価」な機能が推奨レベル 3 と同等の，あるいはそれ以上（ベンチマーク可能な機能など）の役割を果たすのではないかと考える。

なお，同マニュアルの使用割合が減少した背景には，同マニュアル発行後の医療（保険）制度の変化である DPC/PDPS 導入が反映されていないことが挙げられる。

DPC/PDPS 導入が原価計算に与える影響として，診療行為別収益の多くが包括され，中央診療部門の採算性把握が「従来式」と比べ困難となり，見直しせざるを得なかったことが考えられる。またそのことが，DPC/PDPS 導入後の原価計算手法の多様化の一因となったと考えられる[6]。したがって，DPC/PDPS 後の多様化する原価計算手法の要求には，伝統的理論に基づく原価計算ベースのマニュアルは対応しきれない面があったことは否めないのであり，マニュアル活用の機会を少なくしたものと推測する。

また，「専用システム（ソフト）の使用状況」は 50％（16 病院/32 病院）であった。その一方，専用ソフトを使用せず，一般的な表計算ソフト（Excel）で計算している病院も半数（16 病院）あった。

その他記述式の意見を含めて，「原価計算アンケート」調査から浮かび上がった問題を整理した（**表 5-4**）。このことから，「1. 費用対効果の問題」「2. 納得性の問題」「3. 既存ソフトの問題」「4. 知識の問題」が，原価計算に取り組むうえでの課題としてとらえられる。特に「2. 納得性の問題」に

表 5-5 配賦方法の種類

> ・直接配賦法
> ・相互配賦法
> ・階梯式配賦法(病院採用多し)
> ・内部振替価格　済生会SMARTは内部振替？
> 　・院内取引制度
> 　・院内協力対価
> ベストの配賦方法はなく，どれを選択するか。

については，原価計算が本質的に抱える問題，すなわち，原価の配賦基準をどのように考えるのかが，済生会 SMART の妥当性を検証するうえでも重要であると考えられる。

①従来式原価計算と済生会 SMART の配賦の相違点

　原価計算特有の用語である「直課」と「配賦」について整理する。直課とは，「費消部門の特定できる費用を直接的に診療科などに計上すること」である。例示すると，「内科の売上(診療収益)に対して内科の医師の人件費を計上すること」である。配賦とは，「費消部門の特定できない費用を一定の基準に従って診療科などに按分すること」である。例示すると，「内科の売上に対して事務職の人件費や光熱水費などの間接費を何らかの基準(患者数・職員数・面積・時間)で按分すること」である。「按分(あんぶん)」とは，「基準となる数量に比例して割り振ること」をいう。

　池上[7]によると，診療科別管理会計を導入する際の「最大の課題は，中央診療部門と事務等の補助・管理部門でそれぞれ発生したコストを，どのように各診療科に配賦するか」とある。また，間接費の配賦においては「どんな基準を選んだところで，かなり恣意的な計算になってしまう」[8]。中央診療部門・補助管理部門の配賦は，最大の課題であるものの，計算方法の恣意性は回避できない。このことは，配賦基準の精緻さや緻密さで原価計算の精度を測るというよりも，原価計算の目的で配賦基準を選択する手法の可能性，すなわち多様な手法の可能性を示唆しているものと考えられる。

　実際，原価計算には多くの配賦基準が存在する(表 5-5)が，このうち病院原価計算において最も多く採用されている配賦基準は，いわゆる「階梯式配

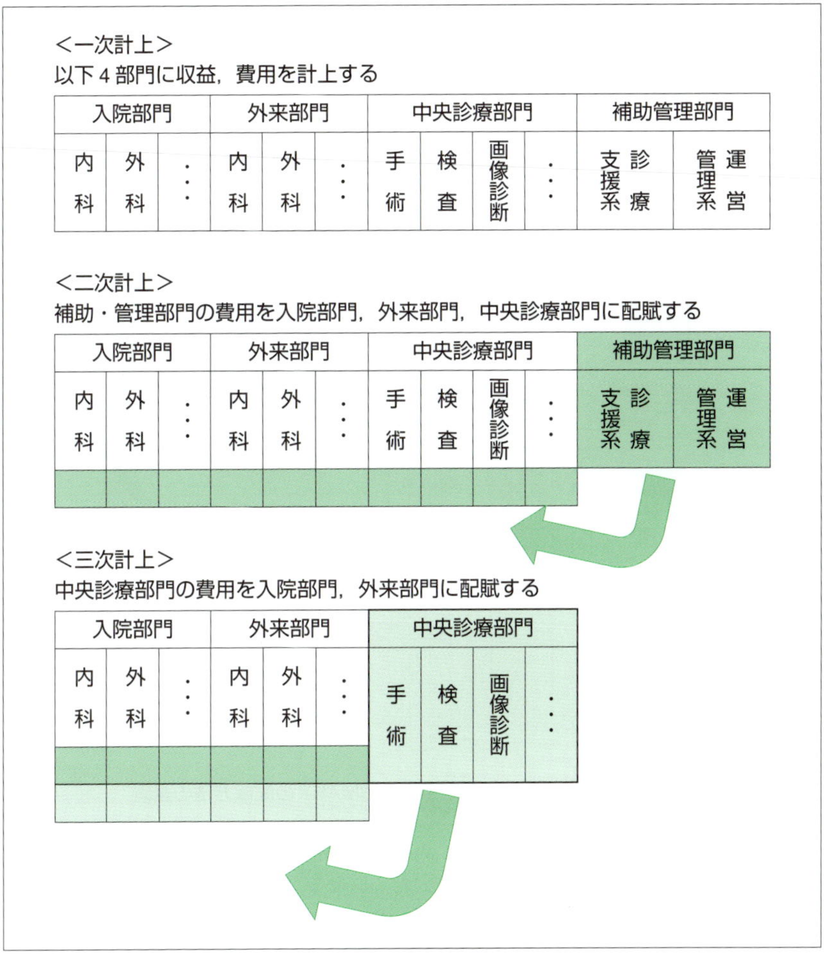

3. 原価データを利用した診療科別生産性指標　135

＜一次計上＞
以下4部門に収益，費用を計上する

入院部門	外来部門	中央診療部門	補助管理部門
内科 外科 ⋯	内科 外科 ⋯	手術 検査 画像診断 ⋯	支援系 診療 管理系 運営

＜二次計上＞
補助・管理部門の費用を入院部門，外来部門，中央診療部門に配賦する

入院部門	外来部門	中央診療部門	補助管理部門
内科 外科 ⋯	内科 外科 ⋯	手術 検査 画像診断 ⋯	支援系 診療 管理系 運営

＜三次計上＞
中央診療部門の費用を入院部門，外来部門に配賦する

入院部門	外来部門	中央診療部門
内科 外科 ⋯	内科 外科 ⋯	手術 検査 画像診断 ⋯

図 5-14　階梯式配賦イメージ

(厚生労働省中央社会保険医療協議会：平成22年度医療機関の部門別収支に関する調査報告書案.2011[9]より引用)

賦」といわれるものである。階梯式配賦は，厚生労働省で行われる「医療機関の部門収支に関する調査」や市販の専用ソフトの多くでも採用されている。階梯式配賦の方法は，**図 5-14** のとおりである。

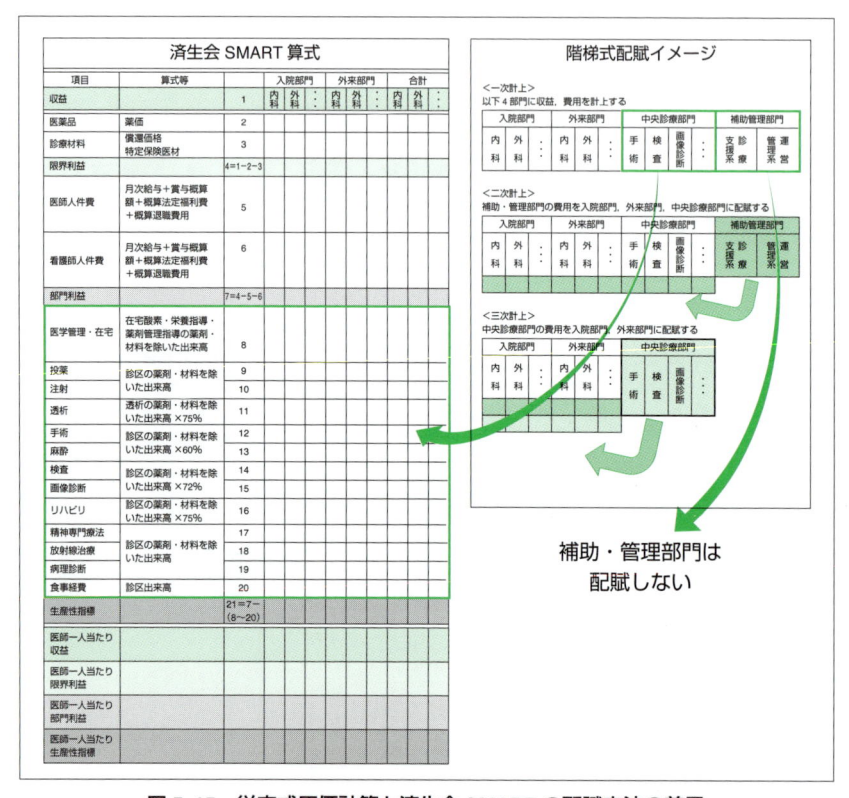

図 5-15　従来式原価計算と済生会 SMART の配賦方法の差異

　一方，済生会 SMART の配賦方法は，レセプトデータにおける診療行為区分の収入データに一定の原価率を乗じて算出する。財務会計のデータ（損益計算書）は基本的には使用しない。
　「階梯式配賦」と済生会 SMART の配賦を比較すると，コスト構造上の位置関係がみえてくる。主に中央診療部門の配賦に対する考え方が「従来式」と済生会 SMART の差として認識される（図 5-15）。
　これは，財務会計では変動するはずの原価率を，標準原価のように一定にすることで生産性（生産活動の効率性，つまり診療活動の効率性）を測るものである。また，明確な配賦基準のない「補助・管理部門」は配賦しないこと

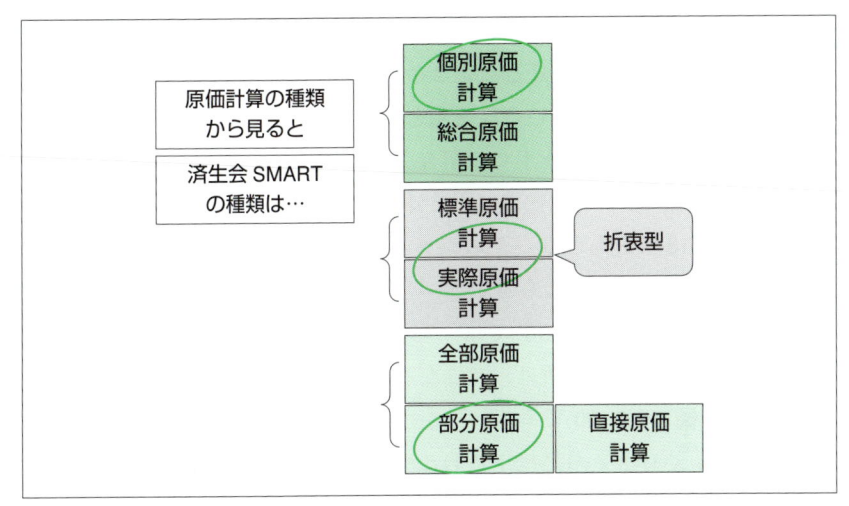

図 5-16　済生会 SMART の位置付け

から，診療科の管理可能原価のみの計上となり，これにより診療科本来の生産性を測ることができる。

　なお，原価率を一定にするのはベンチマーク機能を発揮する際の条件となるが，単独の病院のみを計算対象とする際は，当該病院の実際原価率を乗じることで財務会計（損益計算書）に近い値を得ることができる。

　つまり，済生会 SMART は，原価計算の種類から定義すると，個別原価計算で，標準原価計算と実際原価計算の折衷型であり，部分原価計算の性格を有しているのである（**図 5-16**）。これは，生産性を測るという目的において合理性を確保していると考えられる。

②既存ソフトと済生会 SMART を比べる～吹田病院の事例～

　吹田病院において使用している既存ソフトである MDV 社製の Medical Code（以下「MC」という）と，済生会 SMART について，その計算結果の比較を行った。MC における配賦方法は院内取引制度を用いている。この院内取引制度は内部振替制度の1つで，補助管理部門をコスト（原価）センターではなく，プロフィット（利益）センターとして見立て，取引（やりとり）するサービスを補助管理部門の収益として，診療部門が費用購入するものであ

る。これにより補助管理部門職員の士気・意欲向上につながる効果が期待される。ただし，配賦設定は任意設定となるため，他の配賦方法と同様，恣意性を排除することはできない点は注意を要する。

　このMCと済生会SMARTの計算結果を，バブルチャートを用いて比較した。その結果，診療科比較では大きく3通りのパターンとなった。1点目は，図5-17, 18にみられるパターンである。これは，収益の大きさを示すバブルの大きさはほぼ変わらないが，全部原価を計上するMCと，部分原価を計上する済生会SMARTでは，利益（済生会SMARTにあっては生産性指標）のチャート上の位置は当然異なる。

　2点目は，図5-19, 20である。見かけ上の両者の傾向は変わらないが，MCと済生会SMARTの差は1点目よりも大きい。これは，MCにおいては全体の原価が大きいため，共通費の配賦が多くなされているためと考えられる。

　3点目は，MCも済生会SMARTも赤字になるパターンを示すものである（図5-21）。この理由は一律ではなく，①診療報酬点数設定のもの（皮膚科や精神科など），②収益の多くが他科に計上されてしまう科（放射線科や麻酔科など），③その他（医師数の未確保，症例不足など診療科の事情によるもの）などが考えられる。

　全科を表示してみると図5-22, 23のとおりになる。済生会SMARTは当然収支0より上に表示される診療科が多くなる。これにより，済生会SMARTは，診療科への開示を容易にすると考えられる。またこの差異は，診療科における管理可能原価と管理不可能原価の差と考えれば合理的でもあるとも言える。経営側からは，部分原価と全部原価の両方による計算結果を把握し，評価する必要性について要求があると想定されることから，このように比較分析を行うことは有用であると考えられる。

　この比較分析から，全部原価と部分原価の差，つまり条件設定の違いを認識していれば，計算結果の傾向は近似しており，診療科別管理会計として評価し得ることが示唆される。ただし，配賦方法が基本的に異なることや，パッケージのソフトをカスタマイズしていくMCと，Microsoft Office

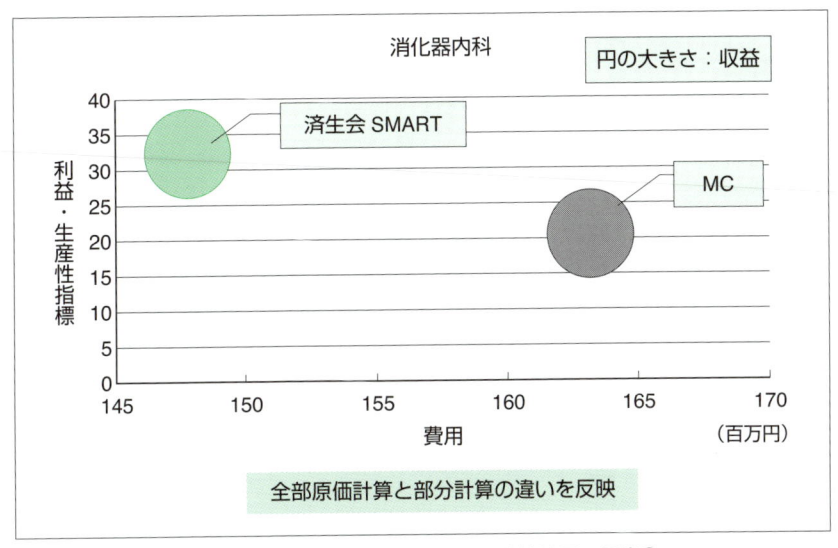

3. 原価データを利用した診療科別生産性指標　139

図 5-17　MC と済生会 SMART の計算結果の相違①

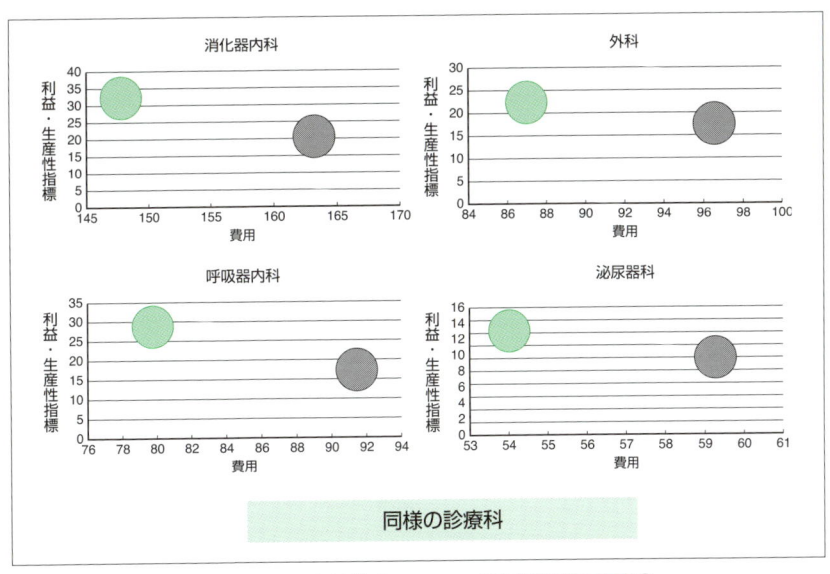

図 5-18　MC と済生会 SMART の計算結果の相違②

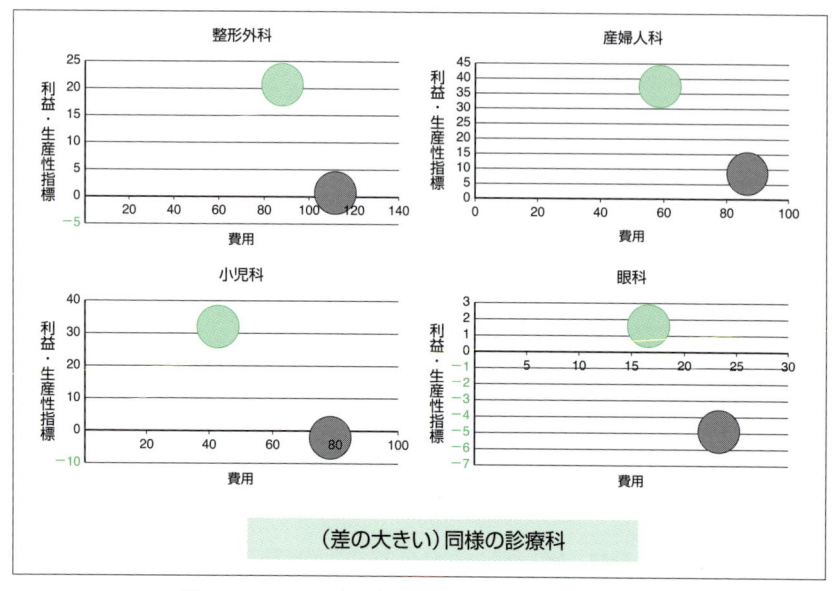

図 5-19　MC と済生会 SMART の計算結果の相違③

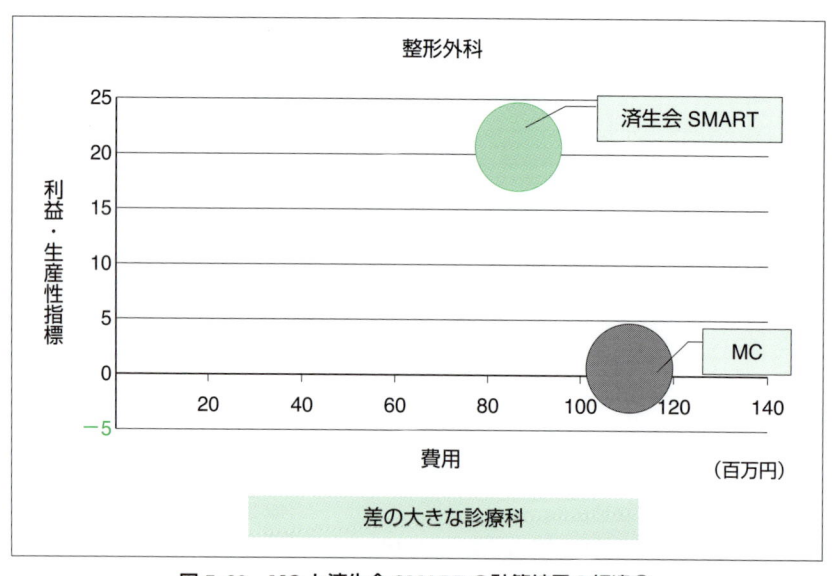

図 5-20　MC と済生会 SMART の計算結果の相違④

3. 原価データを利用した診療科別生産性指標　141

MC も SMART でも赤字になる診療科

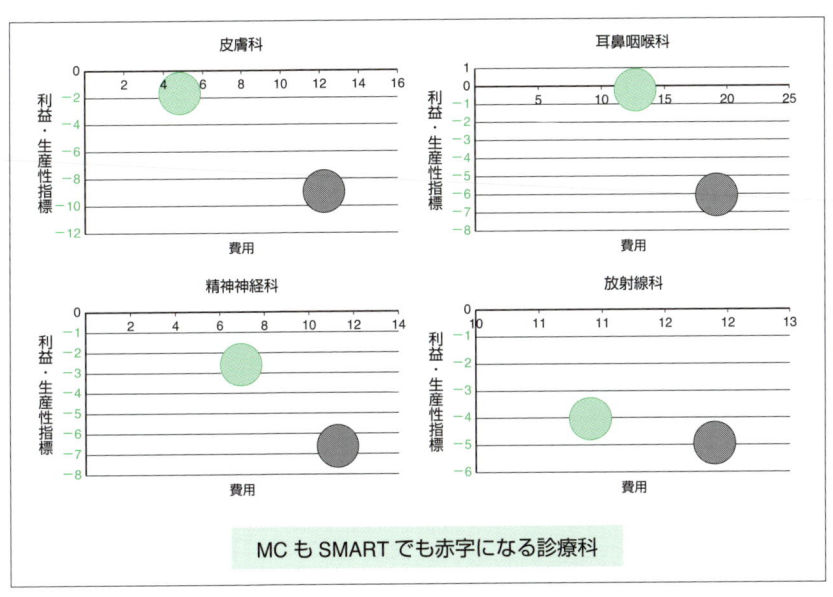

図 5-21　MC と済生会 SMART の計算結果の相違⑤

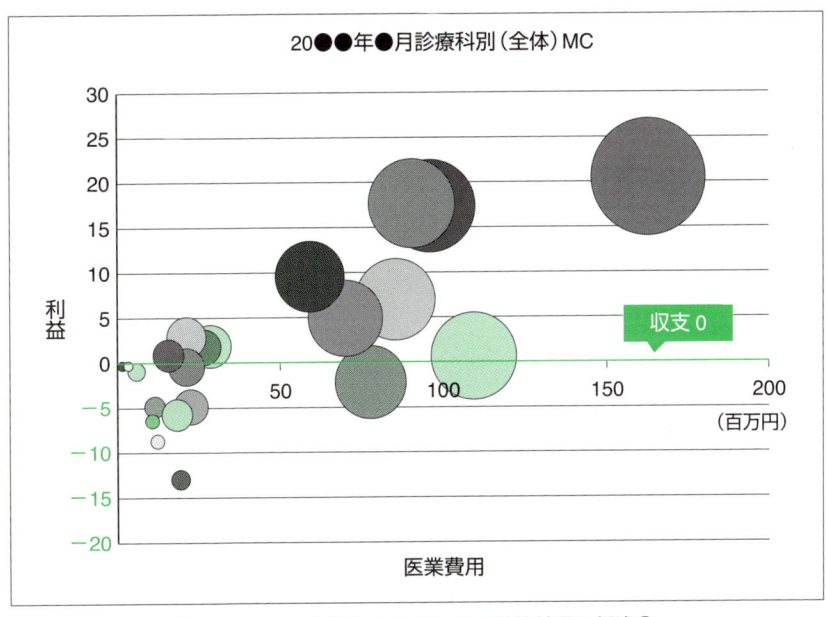

図 5-22　MC と済生会 SMART の計算結果の相違⑥

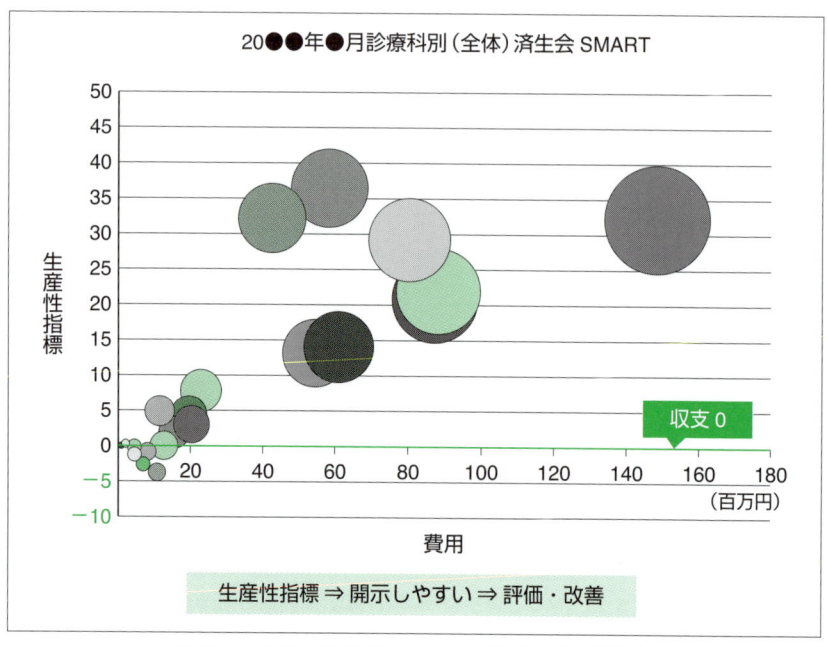

図 5-23　MC と済生会 SMART の計算結果の相違⑦

（Access，Excel など）を利用して比較的自由に設定できる済生会 SMART との優劣比較はなじまない。また，済生会 SMART が MC，あるいは市販ソフトに代替することを示すものではないが，「簡単・迅速・安価」であるという点については，評価し得るものであると考えられる。

　済生会 SMART は，荒井[4]が示した原価計算の目的のすべてを網羅するわけではなく，職員の原価意識の向上や部門別予算設定の基礎資料，病院間のベンチマークなどの目的に適していると考えられる(**表 5-6**)。

　これは，他の多くの原価計算手法・ソフトも同様，1つの原価計算手法ですべての目的を網羅することは困難なのである。原価計算の目的は，計算すること自体ではなく，計算結果(原価情報)を用いて目的を達成することである。「原価計算では，計算目的がすべてを支配する」[10]，「異なる目的には，異なる原価を」であることを踏まえ，原価計算手法を取捨選択する必要がある。

表 5-6　済生会 SMART の想定適用範囲

◎ ①職員の原価管理(経営管理)意識の向上
○ ②部門別採算把握・損益分岐分析
○ ③部門原価構造の把握・分析による業務改善
◎ ④部門別予算設定の基礎資料
○ ⑤業績評価(各部門の努力評価)
△ ⑥各部門の器材設備の購入評価
△ ⑦長期的な経営方針・経営計画の策定
◎ ⑧その他病院間のベンチマーク

(荒井　耕：病院原価計算―医療制度適応への経営改革. 中央経済社, p81, 2009[4] より)

　済生会 SMART は，「従来式」とは配賦の概念や財務会計をほとんど使用しないという点で大きく異なる．しかし，これまでの比較検討結果から，済生会 SMART は多様化する原価計算の一種として，少なくとも原価情報を活用する管理会計の一手法としての活用が期待されるのである．

　また，済生会 SMART は，原価計算を未実施の病院において，あるいは既存ソフトを使用しながらも低迷している病院においても，有効なマネジメント・ツールになるものと考えられる．

3) 済生会 SMART を用いた経営改善(執筆：高元信二郎)

　病院原価計算は，以前から多くの病院で取り組まれ，またその必要性について認識されているにもかかわらず，経営改善などに活用している事例はいまだ少ないと考えられる．

　それは，原価計算がもつ「あくまでも推計」という性格に対して，利用する経営幹部や診療科責任者の納得性を担保するために，原価の分解や共通費の配賦に正確性や合理性を追求してしまうことが大きな原因の1つである．その追及の結果，原価計算結果を得るためのシステムが肥大化し複雑化し，たとえ構築できたとしても2年に一度の診療報酬改定もあり，コスト面や作業負担などから，ほとんどの病院では継続性が担保できないのが現状である．

　そこで，済生会 SMART を用いて，納得性を下げる議論になりがちな共

通費の配賦を極力排除し，病院間でベンチマークし比較分析を行い，そこから得た情報の活用を検討した．

済生会SMARTから得た各病院の結果を診療科ごとにグラフ化したところ，患者数や収益総額が大きいほど生産性指標が高い傾向がみられた．と同時に，同じ規模でありながら生産性指標にはっきりと差が生じる病院も存在した（図5-24）．

ベンチマークの意義には，自院のポジションを確認することとともに，ベストパフォーマンスの取り組みを見出し，その取り組みを分析し，参考にすべき点を自院に展開することにある．

そこで，自院と同規模でありながら高い生産性指標を示す病院との相違を分析した．分析はDPC分析ツールであるEVEを用い，同じ代表的な疾患群における診療内容の違いを検討した．

EVEの使用により，済生会SMARTと異なる分析方法においても一定の傾向を確認できれば，済生会SMARTの有用性が高まると考えた．また，EVEは普段からDPC疾患別の収益分析に使用しているため，そこから得た結果には関係者からの納得感が得られることも想定した．

比較対象は，済生会SMARTによるベンチマーク結果から，医師数と生産性指標の増加の相関において規則性の高かった循環器科群と外科群を抽出し，それぞれ自院と他院の診療情報も比較することとした．

まず，循環器科群のグラフを参照し，当院と同規模でありながら，当院と生産性指標が異なる2病院をターゲットとして抽出した．

各病院の主要疾患を確認したところ「狭心症，慢性虚血性心疾患経皮的冠動脈形成術等（DPCコード；050050xx020xx）」があることがわかった．診療内容を確認したところ，診療行為自体に大きな相違はなかったが，生産性指標の高い病院のほうが平均在院日数はいずれも短かった．高い診療報酬点数として評価されている期間内に病院ベッドを回転させていくことが生産性指標の向上につながっている事例であった．自院循環器科にクリティカル・パスの改善要請をする資料として使用できることがわかった．

次に外科でも同様にターゲット病院を選択し，各病院での主要疾患である

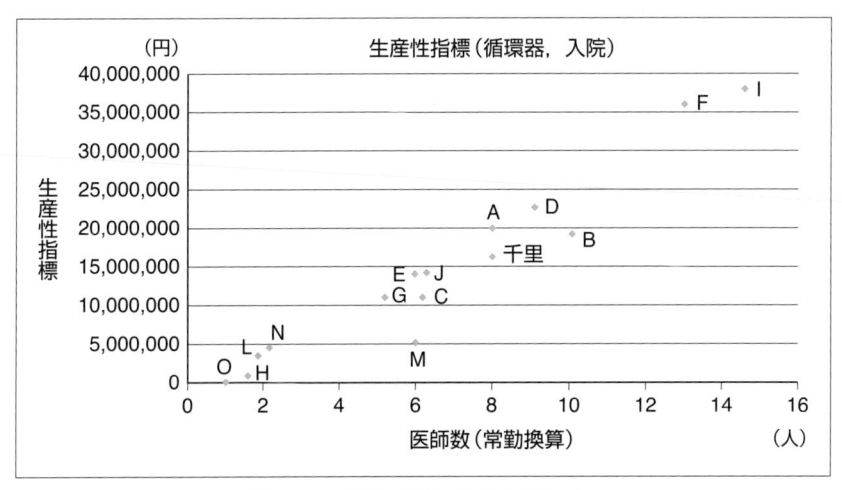

3. 原価データを利用した診療科別生産性指標   145

図5-24 生産性指標のベンチマーク

「胆嚢水腫，胆嚢炎等腹腔鏡下胆嚢摘出術等（DPC コード；060335xx0200xx）」について比較した（**図5-25**）。

ここでも平均在院日数の相違があったが，C 病院では，栄養指導や退院時リハビリテーション指導の実施数が多く充実している一方，薬剤や検査の実施がなく，患者の療養環境を充実させながら DPC/PDPS の包括制度にも対応した療養サービスの充実によって，高い生産性指標を示していることがわかった。ほぼ全例にわたって同じ診療内容であることからクリティカル・パスの充実が容易に推察できた。

実際にこのクリティカル・パスと運用実態を C 病院に確認したところ，完成度の高いクリティカル・パスであり，また年間統計からは栄養士1人あたりの指導数が非常に多いことが判明した。このことから，医療技術者のチーム医療への貢献度が高いことが生産性指標を高めている一因であることが理解できた（**表5-7**）。

このように，済生会 SMART と EVE を用いることによって，平面的に感じていた原価計算結果に対して診療情報も付加することで，済生会 SMART への納得性が高まることが示唆された。ただし，レセプトの診療

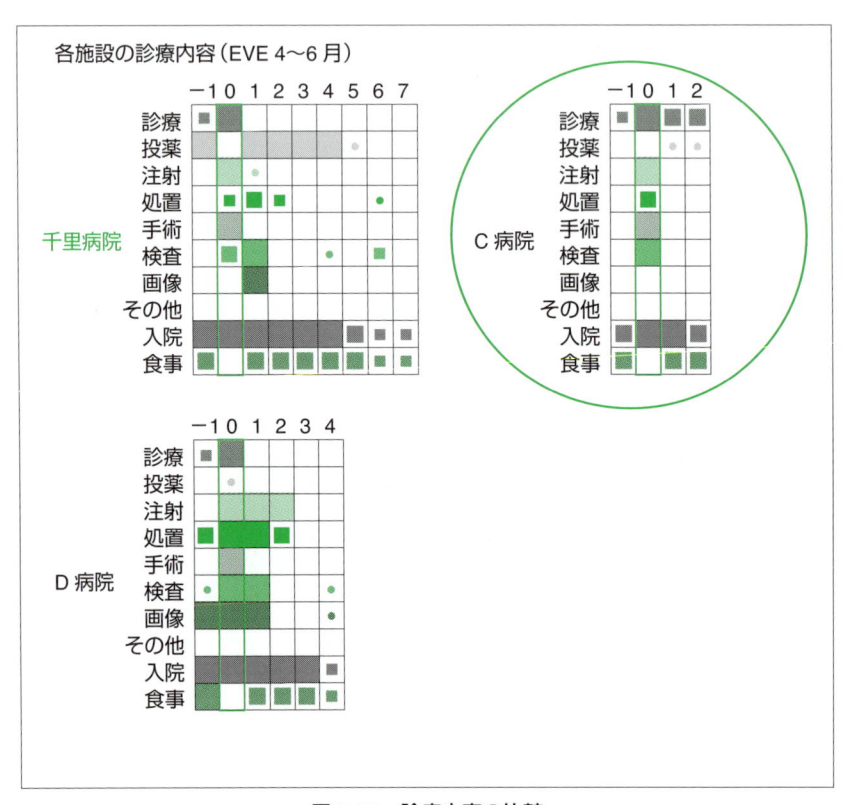

図 5-25 診療内容の比較

　科設定によっては，同じ診療科名でも対象疾患が大きく異なる場合があり，単純に比較できない例も存在する（内科と設定していても，消化器内科だけの病院と腎臓内科や循環器など多種の内科系診療科を多く含む場合がある）。

　また，配賦の簡素化といった観点から，医師および看護師の人件費を主な科別の費用としているため，ある一定の診療科にのみ好影響を及ぼす医療技術職員の増加があった場合でも，他の診療科にも均等に人件費負担が課せられるなど，単純化した計算システムの弱点も存在しているため，さらに使用方法の改善および検討が必要である。

　このような課題も認識されたが，済生会 SMART を用いることで，①ベ

3. 原価データを利用した診療科別生産性指標　147

表5-7　クリティカル・パスと運用実態の比較

項目	千里	C病院
クリティカル・パス	栄養指導なし 入院処方あり	栄養指導あり 入院処方なし
栄養士数	4人	6人
栄養士1人あたり指導件数	327/年	912人/年
退院時リハのニーズ把握	PT	看護師⇒医師⇒PT
退院時リハの実施	PT，看護師	リハ（PT，OT）が他職種（看護師，SW等）と一緒に実施
疼痛管理	（パスで指示）	
検査	血液学的検査あり	病理検査のみ
特別食		提供あり

ベンチマーク（SMART）
1. ポジショニングの確認
2. ターゲットを検索
3. 仮説や目標値の設定

分析（DPC分析システム）
1. ARROWS・EVEで詳細分析
2. ターゲットとの比較
3. 改善ポイントのリストアップ

改善活動（自院）
1. 改善ポイントや計画を提示
2. 関係部署等の巻き込み
3. 改善実行

情報収集（済生会）
1. 情報交換，仮説の検証
2. 改善ポイントの選択
3. 新たな視点の獲得

SMARTによる改善サイクル：ベンチマーク（SMART）→分析（DPC）→情報収集（済生会）→改善活動（自院）

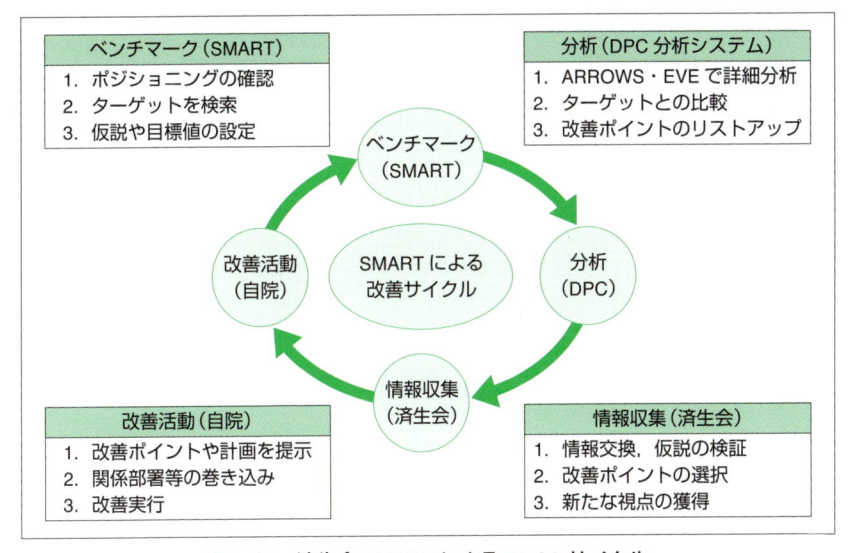

図5-26　済生会SMARTによるPDCAサイクル

ンチマークを行い，自院のポジショニングを確認してターゲットを検索し，仮説や目標値を設定．②EVEなどのDPC分析ツールを併せて用い詳細分析を行い，ターゲット病院との比較から自院の改善ポイントをリストアップ，③済生会という全国組織の強みを生かして情報収集を行い，改善ポイントや新たな視点を獲得，④得た情報を基に関係部署を巻き込んで改善を実行

していくという，PDCA の視点をもった「経営改善サイクル」を構築していくことが可能であると考えられた（図 5-26）。

文献

1) 企業会計基準委員会ホームページ：https://www.asb.or.jp/asb/asb_j/documents/docs/ed21-segments/
2) 同上「セグメント情報等の開示に関する会計基準」：https://www.asb.or.jp/asb/asb_j/documents/docs/ed21-segments/ed21-segments.pdf
3) 櫻井通晴：管理会計．同文舘出版，p35，1997
4) 荒井 耕：病院原価計算―医療制度適応への経営改革．p81，中央経済社，2009
5) 全国済生会事務（部）長会/原価計算事務部会：済生会診療科別原価計算マニュアル，ver.1．2005
6) 渡辺明良：多様化する原価計算手法；病院原価計算手法の再考―手法論から活用論へ②．病院 71：156-159，2012
7) 池上直己：病院における管理会計と活用する際の留意点．病院 69：94-98，2010
8) 加登 豊，山本浩二：原価計算の知識．pp153-154，日本経済新聞出版社，1996
9) 厚生労働省中央社会保険医療協議会：平成 22 年度医療機関の部門別収支に関する調査報告書案．2011
10) 岡本 清：原価計算 六訂版．pp5-6，国元書房，2000

参考文献

渡辺明良：原価情報の活用；病院原価計算手法の再考―手法論から活用論へ③．病院 71：217-221，2012

第6章
病院原価計算の活用事例

【概要】 病院原価計算は，その目的に応じた原価の範囲や計算手法を適用する必要があることはすでに述べた通りである。例えば，前章で述べたように，事業単位別の業績評価を目的としたセグメント会計や，他病院とのベンチマークを目的とした済生会 SMART など，原価計算の多様化，すなわち原価計算目的の多様化への対応である。

このように，病院原価計算の目的は，病院が抱える経営課題によってさまざまな目的があるが，ここでは原価計算から得られる情報を活用するという視点から，事業計画や予算の策定に対する原価計算の貢献を取り上げる。

キーワード

事業計画，資金計画，採算計画，予算，バランスト・スコアカード(BSC)

1. 事業計画策定と予算策定

原価情報は，病院のビジョンを達成するために策定される経営戦略に基づき，事業計画や予算へ展開する場合にもその活用が想定される。

経営戦略の策定については，近年バランスト・スコアカード(BSC)を用いる事例がみられるが，BSC の本質は戦略マップやスコアカードの構築自体ではなく，その活用にある。BSC の構築が目的ではなく，経営管理の手段（ツール）として活用することが，本来の目的なのである。

BSC を経営管理ツールとして活用するためには，特にスコアカードにおいて設定された戦略目標の達成について，成果尺度を用いて測定し評価する必要があるが，その達成にはアクションプランの実行が不可欠となる。アク

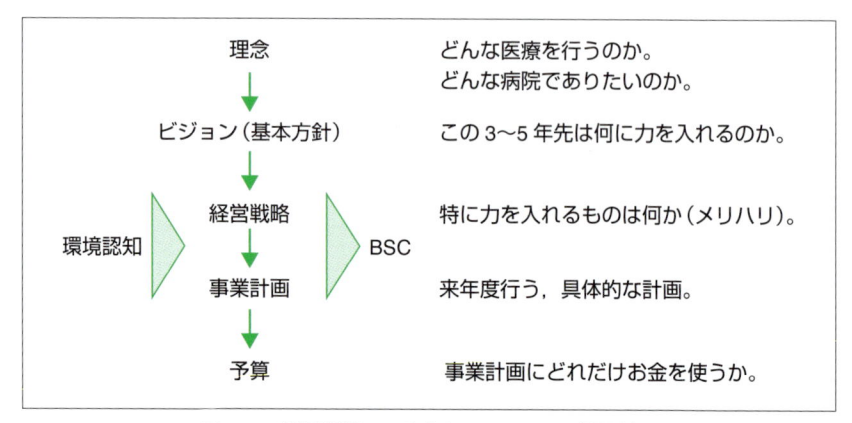

```
理念              どんな医療を行うのか。
 ↓               どんな病院でありたいのか。
ビジョン(基本方針)   この3～5年先は何に力を入れるのか。
 ↓
           経営戦略        特に力を入れるものは何か(メリハリ)。
環境認知        BSC
           事業計画        来年度行う、具体的な計画。
 ↓
予算              事業計画にどれだけお金を使うか。
```

図 6-1　経営管理ツールとしての BSC の位置付け

ションプランを実行するためには，事業計画と予算の設定が重要な要素となる（図 6-1）。

例えば，最新の医療機器を導入して医療の質と利益の確保を目指すといった戦略を設定した場合，まずその医療機器を購入するための資金調達の可否を検討する必要がある。また，その医療機器の使用に向けたトレーニングや人員配置なども必要となる。このためにはトレーニング費用や必要人員数の見積もりが行われる。さらに，この医療機器導入に伴う各種経費や材料費なども見積もることになる。これらのコストに対して，想定される検査件数と収益単価から得られる収益との比較において，採算性を算出する。

このように，原価情報を用いて事業計画と資金計画，採算計画を策定することで，経営意思決定に活用することが想定される（図 6-2）。

事業計画を策定しても，資金計画が覚束なければ，当初の事業計画を見直さなければならない。また，事業計画・資金計画が策定できたとしても，それを実行した結果，採算が極端に悪い場合などは，事業計画・資金計画は見直さなければならないのである。

また，短期利益計画や予算策定などにおいては，利益を確保するためにはどのくらいの収益が必要なのか，その場合どのくらいの稼働が必要なのか，また原価をどのくらいに抑えれば利益が確保できるのかというシミュレー

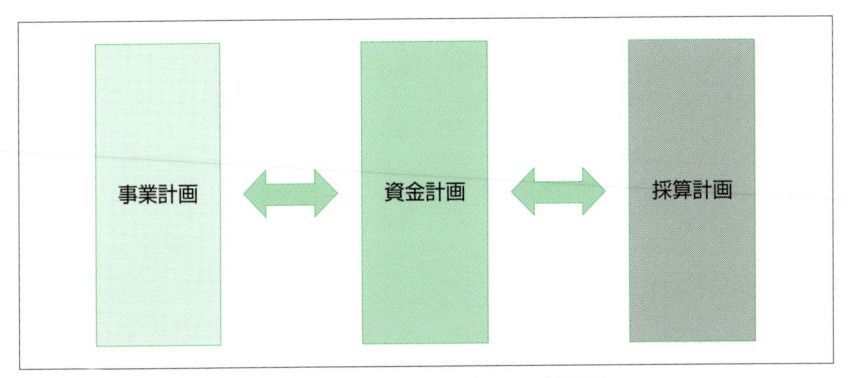

図6-2 事業計画・資金計画・採算計画

ションも必要となる。

　原価や稼働状況や利益といった3つの要素の関係をシミュレーションするために原価計算を行う場合は，第2章で述べたように，原価の性質を踏まえた変動費・固定費に基づき，売上高から変動費を引いた残りを貢献利益や限界利益と設定し[1]，これらの原価の性質を用いることで，固定費が貢献利益の範囲内に収まるような策を講じるなど，さまざまな意思決定に用いることになる。

　そこで，これらの情報に基づき，事業計画をどこまで予算化するかについて優先度を決定する必要がある。

　この場合，採算性の改善につながる事業計画であれば，病院経営に対してプラスに働くことから，優先度の高い事業計画となる。また，患者サービスや安全性，質の向上につながる事業計画の場合は，採算面ではマイナスであったとしても，病院運営上のコアサービスにあたる部分のため，究極的には病院は借金してでも担保しなければならない事業計画であり，この点において優先度は高くなる。

　一方，業務効率化や省力化につながる事業計画の場合は，イニシャルコストとしての資金拠出は大きいとしても，それによって経費などのランニングコストの低下に寄与するものであり，この点を評価したうえで優先度を決定することになる。

表 6-1 事業計画の優先度をいかに決定するか

> どの範囲まで事業計画を予算化するか？
> **優先度の決定が必要**
> ・採算性の改善につながる。
> ・患者サービスや安全性，質の向上につながる。
> ・業務効率化や省力化につながる。
> ・将来に向けたシステム投資や人材への投資。
>
> **戦略投資の方向**
>   1. 設備投資
>   2. 人的投資
>   3. 内部留保（将来のための準備）
> (4. 借入金返済)
>
> 「欲しいもの」ではなく，「必要なもの」を買う。

　さらに，将来に向けたシステム投資や人材への投資としての事業計画の場合は，資金計画および採算計画を十分に吟味したうえで，先行投資として戦略的評価を行い，その優先度を決定することになる(**表 6-1**)。

　病院経営によって得られる利益は，次の事業計画に対する経営資源の源泉となることから，その方向は大きく，「モノ」に投資するのか(設備投資)，「ヒト」に投資するのか(人的投資)，将来のために貯めるのか(内部留保)，借入金の返済に充てるのか，といった4つに分類される。事業計画を予算化する際の優先度の決定は，この大きな方向を踏まえた次の投資へのバランスを整えることになる。したがって，経営資源の最適化を図るうえで，原価情報を活用した意思決定が求められるのである。「欲しいもの」ではなく，「必要なもの」を買うために，不可欠なものと言える。

　このように，原価計算から得られる原価情報は，経営改善や予算策定などの経営意思決定や，経営戦略や事業評価と結び付けて活用することが可能なのである。つまり，「原価」を「計算」するだけでは，原価計算「データ」に過ぎず，これを活用してはじめて原価「情報」となるのである。

　この点において原価計算は，実績に基づく業績評価としての活用だけでなく，病院の事業計画や予算策定場面での戦略的意思決定につなげるように活

用することが必要であることがわかる。原価情報は，「過去」だけでなく「現在から未来」に及ぶ時間軸のなかで，活用される情報なのである。またそのためには，戦略的意思決定が必要なときに，必要な原価情報が提出されるしくみを作ることも重要となるのである。

2. 経営戦略実行の成果尺度

さらに，経営戦略との関係で原価情報を考えると，事業計画や予算策定段階における原価情報の活用をさらに発展させ，経営戦略実行のモニタリングとレビューの段階における成果尺度として，原価情報を活用することも想定される。

これは，BSC によるマネジメントシステムとして，キャプランら[2]は，戦略と業務の連結を明示し，このシステムの運用における戦略検討会議の必要性を述べている（図 6-3）。

それは，予算対実績の分析など財務業績や部門別業績などを検討し，解決しなければならない当面の問題に対処する業務検討会議に対して，戦略検討会議では，戦略実行の成功に関連した戦略実行の進捗度，阻害要因，リスクを評価するために，BSC の指標と実施項目を検討する，というものである[3]。

事業計画や予算策定については，予算対実績分析などの管理が行われるが，これは業務マネジメントの一環であり，これだけでは戦略のマネジメントには至らないということである。つまり，経営戦略をマネジメントするためのしくみ作りが必要となる。

具体的には，1 年に一度か二度，その年度の事業計画として策定した戦略の達成度をレビューするための会議を設け，これに病院の幹部をはじめ，経営に携わる主要なメンバーが参画し，議論することで，戦略の共有を図る。また，病院として戦略的に投資すべき事業計画を検討し，戦略マップやスコアカードおよび予算に反映させることで，戦略に対応した事業計画と予算のつながりを明確にする。さらに，これらの戦略をもとに部門目標や部署目標，個人目標へと展開することや，アクションプランを達成するためのプロ

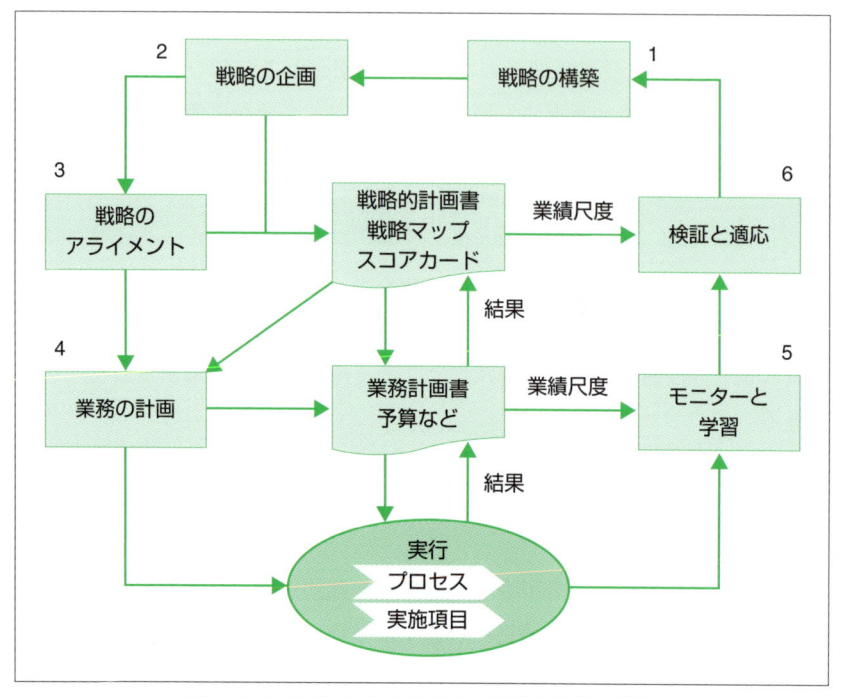

図 6-3 マネジメントシステム；戦略と業務の連結
〔キャプラン RS, ノートン DP（著），櫻井通晴，伊藤和憲（監訳）：バランスト・スコアカードによる戦略実行のプレミアム．pp10-11，東洋経済新報社，2009[2)]より改変〕

ジェクトを設置するといった取り組みにつなげることで，戦略を達成するための諸活動が，病院全体に展開されることになるのである[4)]（**図 6-4**）。
　このような BSC に基づく戦略実行をマネジメントする流れのなかで，原価情報の活用が想定される。例えばアクションプランの実行に使用されたコストを測定することで，財務の視点において想定された収益増に対する採算性の評価に用いるといった活用が想定される。そのためには，財務会計段階において，アクションプランの実行に係る仕訳に対してプロジェクトコードを付番することで，プロジェクト別の費用や支出を算出するといった取り組みも必要となる。つまり，原価情報を用いて，病院経営にとって重要な戦略実行の評価を行うことが可能となるのである。

2. 経営戦略実行の成果尺度

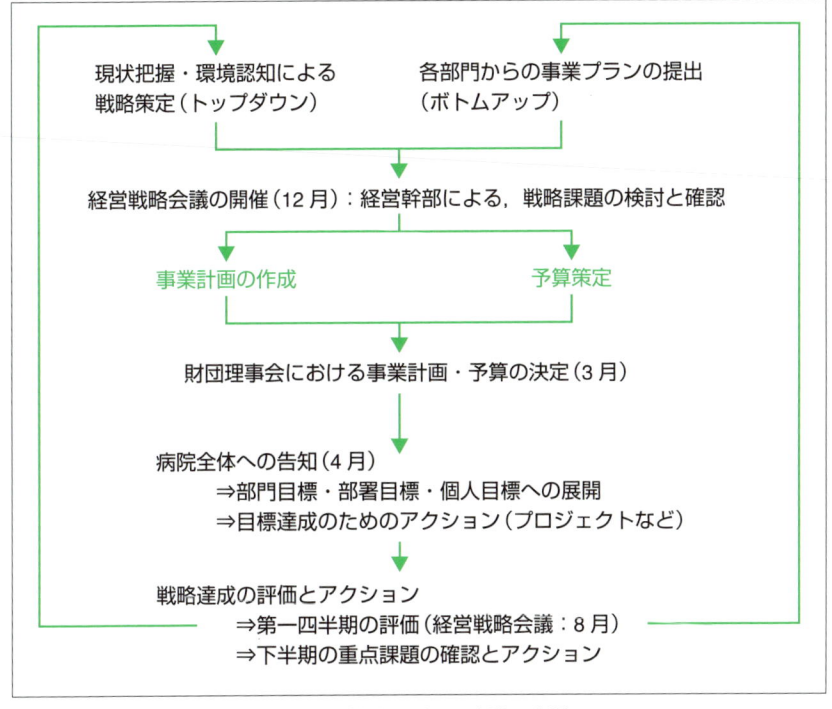

```
現状把握・環境認知による          各部門からの事業プランの提出
戦略策定(トップダウン)           (ボトムアップ)

            経営戦略会議の開催(12月):経営幹部による,戦略課題の検討と確認

    事業計画の作成                    予算策定

            財団理事会における事業計画・予算の決定(3月)

            病院全体への告知(4月)
            ⇒部門目標・部署目標・個人目標への展開
            ⇒目標達成のためのアクション(プロジェクトなど)

            戦略達成の評価とアクション
            ⇒第一四半期の評価(経営戦略会議:8月)
            ⇒下半期の重点課題の確認とアクション
```

図 6-4　戦略レビュー会議の事例

またBSCを通じて,病院全体の事業計画や予算の達成度が,成果尺度としての原価情報を通じて把握できることは,予算に対する各部署の意識が向上し,病院全体の戦略に対して,各部署がどのような貢献を行う必要があるのか,またどのくらい貢献しているのかといった状況が明確になるため,当事者意識の向上にもつながる。

つまり,BSCの活用が,「部分最適」ではなく「全体最適」の認識を病院全体に浸透させる効果を与えると考えられる[5]のであり,原価情報はその実行に不可欠な情報として認識されるのである。

文献

1) 岡本　清:原価計算　六訂版. 国元書房, p484, 2000

2) キャプラン RS, ノートン DP(著), 櫻井通晴, 伊藤和憲(監訳)：バランスト・スコアカードによる戦略実行のプレミアム．pp10-11, 東洋経済新報社, 2009
3) キャプラン RS, ノートン DP(著), 櫻井通晴・伊藤和憲(監訳)：バランスト・スコアカードによる戦略実行のプレミアム．p274, 東洋経済新報社, 2009
4) 渡辺明良：医療における BSC 利用の現状と課題．病院 69：103-106, 2010
5) 渡辺明良：バランスト・スコアカード(BSC)による経営戦略．井部俊子, 中西睦子(監), 木村チヅ子, 村上美好(編)：看護マネジメント論．p38, 日本看護協会出版会, 2011

索引

数字
3C分析　5
7：3ルール　119

欧文
accountability　36
break-even point(BEP)　16
CVP分析(cost-volume-profit analysis)　57
DPC/PDPS導入の影響　133
FS(feasibility study)　16
PDCAサイクル　147
PREST　3
responsibility　36
SWOT分析　31

あ
アウトソーシング　25
アクションプランの策定　32
アクションプランの実行　149,154
按分　134

い・え
イニシャルコスト　15
医業管理費　49,54
医業外収益　41
医業外費用　41
医業収益　41
医業費用　41
　　──の対収益比率分析　16
医業利益　41
医薬品費　23,86
医療原価　49,53,54
医療に対するニーズ　8
委託外注化　25

委託費の算出　88
委託費率　25
一次配賦　94
エキスパートオピニオン法　120

か
科別原価計算　62
階梯式配賦(法)　94,134
外部環境　3
外部環境分析　3
看護単位別原価計算　61
患者給食材料費　88
患者ニーズ　9,11,13
患者別原価計算　62,109
患者満足度の向上　13
間接収益　100
間接費　47
管理会計　37,38
管理可能経費　28
管理可能コスト　125
管理不可能経費　28
管理部門　73
環境分析　2

き
キャッシュフロー　37,41
キャリア開発　29
機器賃借料　27
機器保守料　27
機能別分類，原価の　47
給食材料費　22
給与費の算出　79,104
給与費率　16
教育・研究部門　74
教育研修制度の構築　29
業務委託化　25

く

クリティカル・パスの活用　112
クロス分析　31
偶発的変動要素　125

け

形態別分類，原価の　46
経営意思決定　56
経営価値増殖機能　36
経営管理活動　35
経営基礎データ　14
経営情報　39
経営戦略実行の成果尺度　153
経常利益　41
経費　28
　――の算出　90, 107
経費率　28
継続記録法，材料消費量の　85
研究・研修費の算出　93
研究・研修費率　29
研究部門　73
検査試薬費　23
限界利益　58, 126
原価　40, 44, 57
　――の構成　47
　――の算出　79
　――の範囲　54
　――の要素と分類　46
原価計算　46
　――が求められる背景　2
　――の位置付け　35
　――の活用　30
　――の貢献　149
　――のしくみ　68
　――の種類　61
　――の多様化　113
　――の目的　51, 54, 132
原価計算制度　61
原価情報　152
原価センター　61
現実的標準原価　50

減価償却費　26

こ

コアサービス　11
コスト　44
コンティンジェントサービス　12
固定費　49
顧客ニーズ分析　11
光熱水費　28, 91
行為別原価計算　62
貢献利益　58
高齢・少子社会　6
国際化社会　9
国民医療費　7

さ

サービス単位　109
サービス単位別原価　111
サブサービス　12
採算計画策定　150
採算性把握　57
済生会SMART　121
　――の想定適用範囲　143
材料費　22
　――の算出　85, 106
材料費率　22
財務会計　36, 38
財務分析の限界　30

し　す

シェアリング　116
試薬費　23
資金計画策定　150
事業計画策定　149
事業計画の予算化　151
疾患別原価計算　62
実際原価　50
実際原価計算　61
主部門　73
受託責任解明機能　36
収益　40
　――の把握　76

索引　159

収益表，診療科別　103
収入　41
修繕費　27
準固定費　50
準変動費　50
少子化　6
情報化社会　9
食事材料費　22
診療科別原価計算　103
診療科別収益表　103
診療科別生産性指標　121
診療材料費　24,87
人事関連費　17
人的資源管理・開発　29
人的資源管理システム　21
人的投資　152
ステークホルダー　4,36

せ

セグメント会計　62,113
生産性指標　127
成熟化社会　8
製品関連分類，原価の　47
製品別計算　69
責任会計　61
責任センター　61
設備関係費の算出　89
設備関係費率　26
設備投資　152
戦略と業務の連結　153
鮮度分析，診療材料の　24
全部原価　50
全部原価計算　61

そ

相互配賦法　94
総括表，診療科別　108
総原価　48,49,53
総費用　45
操業度　57
造影剤費　23
損益計算書　40,52

損益分岐点分析　57

た

タイムスタディ　81,104,110
棚卸計算法，材料消費量の　85

ち　と

中央診療部門原価の配賦　98
調査票，部門別原価計算の　73
直課　134
直接原価計算　61
直接収益　100
直接配賦法　94
直接費　47,49,53,54
特殊原価調査　61

な　に　の

内部環境　3
内部環境分析　14
内部留保　152
二次配賦　94
延べ操業度　109

は

バランスト・スコアカード（BSC）
　　　　　149
配賦　134
配賦基準　134
　——，中央診療部門原価の　98
　——，補助部門原価の　96
　——の納得性　122

ひ

費目別計算　69
費用　40,44
標準原価　50
標準原価計算　61
病院会計準則に基づく損益計算書
　　　　　42
病院原価計算　1,67
　——の活用事例　149
病院原価計算要綱　44

病院組織図　54

ふ

付加価値　19, 59
部分原価　51
部門共通費　69
部門原価の配賦　94
部門個別費　69
部門設定　73
部門配賦　108
部門別計算　69
部門別原価計算　18, 61, 68
部門別原価の算出方法　79
部門別収益の把握　76
部門利益　127

へ

ベンチマーク　20, 144
変動費　22, 49

ほ

保守料　27
補助部門　73
補助部門原価の配賦　96

ま

マクロ環境分析　6
マクロ的環境要素　3
マネジメントシステム　154

み

ミクロ環境分析　11
ミクロ的環境要素　3
見積原価計算　61

や　よ

薬品費　86
予算策定　149
予定原価　50

ら　り

ランニングコスト　14
リース契約　27
利益　40, 57
利益センター　61
理想標準原価　50

ろ

労働生産性　19
労働分配率　19